KB265218

내 삶을 깨우는 행복 수면

내 삶을 깨우는
행복수면

지 은 이 | 미야자키 소이치로
펴 낸 이 | 김원중

편   집 | 송보경, 심성경
디 자 인 | 박선경, 안은희
제   작 | 허석기
관   리 | 차정심
마 케 팅 | 박혜경

초판인쇄 | 2016년 3월 03일
초판발행 | 2016년 3월 10일

출판등록 | 제313-2007-000172(2007.08.29)

펴 낸 곳 | 상상예찬 주식회사
          도서출판 상상나무
주   소 | 경기도 고양시 덕양구 행주산성로 5-10(행주내동)
전   화 | (031)973-5191
팩   스 | (031)973-5020
홈페이지 | http://smbooks.com

ISBN   979-11-86172-23-0   13510

값 12,000원

NOU NI KIKU 'SUIMINGAKU'
by Soichiro Miyazaki
Copyright © 2010 Soichiro Miyazaki
Edited by KADOKAWA MAGAZINES
Korean translation copyright © 2016 by Sang Sang Ye Chan
All rights reserved.
Original Japanese language edition published by KADOKAWA CORPORATION
Korean translation rights arranged with KADOKAWA CORPORATION
through EntersKorea Co., Ltd.

잘 자고 잘 사는 수면비법

내 삶을 깨우는

행복수면

시가(滋賀)의과대학 수면학 강좌 교수 미야자키 소이치로 | 지음

상상나무

목 차

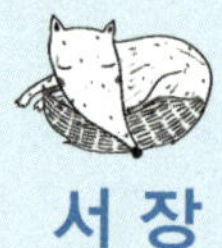

서 장

수면학의 지혜란?
뇌와 몸에 활력을 불어넣는 수면 지식

사람은 무엇을 위해 자는가?| 10
국립대학법인이 개설한 일본 최초의 수면학 강좌 | 13
잘 알려지지 않은 수면의 기초지식 | 14

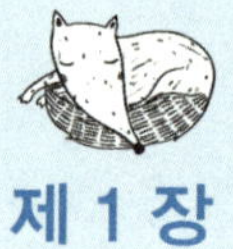

제 1 장

비즈니스가 원활해지는 수면지식
내일 회사에서 집중력을 발휘하기 위하여

1. 영어회화 · 자격증 공부를 머리에 새기는 수면법 | 18

장기 기억과 수면의 관계 19 / 기억의 정리 22
효과적으로 기억을 정착시키는 수면법 23
'신체의 기억'에도 유효한 수면 24

2. 밤샘 작업 시 단 30분이라도 자기 | 26

충분한 수면이 학습 효과를 높인다 27 / 건강에도 악영향을 미치는 수면부족 28
단 30분이라도 자는 것이 좋은 이유 31 / 몇 시간 수면이 좋을까? 33

3. 출장·골프 모임 때 아침 일찍 일어나는 비결 | 36
아무리 자도 졸음은 찾아온다 38 / 항상성과 체내시계 39
멜라토닌과 햇빛 40 / 자고 싶은 시각의 15~16시간 전에 일어나기 43

4. 월요일에 맑은 정신으로 업무를 시작할 수 있는 수면법 | 45
흐트러진 수면리듬 46 / 밤에 받는 '빛의 자극' 49
일요일 오후, 15~20분 가벼운 낮잠으로 조정 51

5. 또렷한 정신으로 밤샘 작업과 야근을 해내는 낮잠의 기술 | 53
졸음의 절정은 새벽 2~4시 54 / '또 한 번의 졸음'을 이용하다 57
90~120분간의 낮잠 58

6. 퇴근길 주의해야 할 피트니스 클럽 이용 시간대 | 61
운동은 체온을 상승시킨다 62 / '5시부터 남자'의 진실 64

7. 취침 전 음주, 잘 때는 좋아도 깰 때 힘들다 | 67
취침 전 음주가 일으키는 '저산소' 상태 68
취침 전 술을 마시면 한밤중에 깨기 쉽다 72
취침 전 음주는 수면제보다 질이 나쁘다 73

8. 일과 수면을 고려한 올바른 커피 음용법 | 75
카페인에 의한 수면 중 '중도각성' 76
카페인, 영리하게 섭취하는 방법 79

9. 아침에 상쾌한 기분으로 눈뜨기 위한 알람 설정법 | 81
수면리듬 알기 82 / 수면주기를 기준으로 생각하기 84

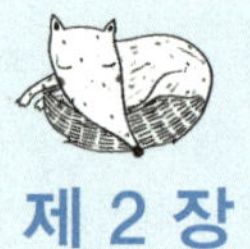

제 2 장

일상이 충만해지는 수면지식
달콤한 숙면과 상쾌한 아침을 위하여

1. 수면의 질과 건강을 생각한다면 너무 밝은 방은 'NO!' | 86

밤에 빛을 받는 시간 87 / 과도하게 밝은 조명 89
인간 본연의 생활 90 / 건강과도 관련 있는 멜라토닌 93

2. 난방 침구 과학적으로 이용하기 | 95

냉증과 잠의 관계 96
전기담요를 덮어도 한밤중에 깨지 않는 방법 98

3. 한밤중에 깨지 않는 생활의 기술 | 100

밤에 체온 올리지 않기 101

4. 숙면으로 이어지는 식사의 기술 | 103

트립토판이 멜라토닌을 생성한다 103
트립토판이 많은 식사 106

5. 수면부족은 대사 증후군의 원인 | 109

수면부족이 비만으로 이어지는 이유 109
비만에 많은 수면무호흡증후군 112

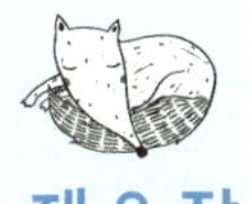

제 3 장

수면의 질을 높이는 7가지 습관
지금까지와는 다른 수면을 위하여

1. '자는 시간'보다 '일어나는 시간'에 신경 쓰기 | 117
2. 방의 커튼을 10cm 정도 열어두고 자기 | 121
3. 아침과 점심 식사 거르지 않기 | 125
4. 텔레비전 뉴스는 아침에 보기 | 129
5. 밤늦게 식사할 때는 최대한 적게 먹기 | 131
6. 졸릴 때 눕기 | 133
7. 그래도 잠이 안 올 때 유용한 스트레칭 | 136

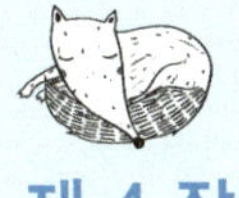

제 4 장

주요 수면질환
병의 정체를 몰라 고통 받는 이를 위한 수면 지식

렘수면 행동장애 141 / 기면증(Narcolepsy) 144 /
수면무호흡증후군(Sleep Apnea Syndrome) 145
원인① 비만 / 원인② 얼굴형 / 원인③ 편도 비대 / 원인④ 기타
수면부족증후군(Insufficient Sleep Syndrome) 156

목 차 •••

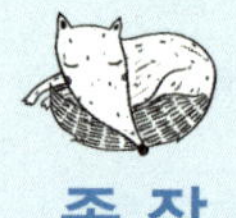

종 장

수면과 사회
사회의 발전과 여유를 위한 수면학

연간 3조 엔이 넘는 일본의 경제 손실 162
수면을 줄여가며 발전하는 24시간 사회 163
어린이와 수면의 관계 165 / 쉽게 화내는 아이와 수면부족 167
수면으로 건강한 사회 만들기 168

_ 끝맺으며 / 170
_ 참고문헌 / 173

수면학의
지혜란?

뇌와 몸에 활력을 불어넣는 수면지식

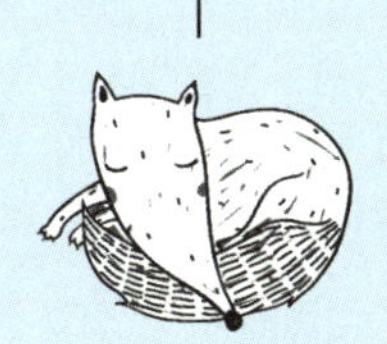

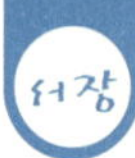

사람은 무엇을 위해 자는가?

수면은 우리의 지친 몸과 뇌를 쉬게 하고 회복시켜주는 역할을 한다. 특히 뇌를 정상으로 되돌리는 것은 수면의 중요한 기능이다. 지친 뇌를 다시 원래대로 회복시키려면 수면 이외에는 방법이 없다.

인간의 뇌는 깨어 있는 동안 쉼 없이 활발하게 활동한다.

〈그림 0-1〉을 보자. 이 표는 우리 몸의 기관별 무게와 에너지 소비량의 비율을 나타낸 것으로 각각의 숫자(%)는 몸 전체에서 점하는 비율을 가리킨다.

표에서 두뇌 부분을 살펴보면 그 무게가 체중의 2%에 불과하다. 그런데 에너지 소비량은 18%나 된다.

【그림 0-1】 기관별 에너지 소비량

	에너지 소비량 (%)	체중에서 차지하는 비율(%)
두 뇌	18	2
심 장	11	
간	20	6
콩 팥	4	
근 육	20	
피 부	5	52
기 타	19	40

※ 안정 상태인 체중 63kg 남성의 에너지 소비량/ Aschoff&WeverR, 1958

한편 근육과 피부의 무게는 체중의 약 절반인 52%를 차지하고 있다. 그런데 에너지 소비량은 다 합쳐도 25% 밖에 되지 않는다.

근육과 피부에 비해 두뇌가 얼마나 활발하게 활동하는지 짐작이 가지 않는가?

이렇게 활발하게 활동하는 뇌를 회복시키는 것이 바로 수면이다. 우리 몸은 수면을 취하지 않아도, 예컨대 누워 있는 것만으로 일정 회복 효과를 기대할 수 있지만 뇌는 오로지 수면으로만 회복이 가능하다. 이 점은 동물도 마찬가지다.

몸길이가 약 1.5m에 달하면서도 두뇌는 유리구슬만 한 크기에 불과한 참치는 밤이 되면 4~5초 정도의 극히 짧은 순간에 유영 속도가 확 줄어든다. 전문용어로 가수면 상태(혹은 행동수면)라고 부르는데 참치는 바로 이렇게 순간적인 가수면 상태에 빠진다. 하지만 뇌가 체중에 비해 아주 가벼운 참치는 이렇게 잠깐 수면을 취하는 것으로도 충분한 것으로 알려졌다.

반면 두뇌가 고도로 발달한 인간은 매일 일정 시간 이상의 수면을 취하지 않으면 정상적인 두뇌 회복이 불가능하다.

이렇게 말하면 대부분의 사람은 '두뇌가 발달한 우리에게는 수면이야말로 가장 중요하다' 라고 생각하기 쉽다.

그런데 정말 인간에게 수면이 '가장' 중요할까?

우선 인간은 영양분을 반드시 섭취해야 생명을 유지할 수 있다. 그리고 영양분을 얻으려면 수렵이나 농경 등의 '활동' 이 필요하다. 수면은 더 나은 활동을 위해 몸과 뇌를 복원, 회복시켜주는 기능을 한다.

이를 현대사회에 대입해 다시 말하면 우리는 더 효율적인 업무를 하기 위해 수면을 취하는 것이다. 즉, 사람은 자려고 일하는 것이 아니라 일하려고 자는 셈이다.

그럼 몸과 뇌를 정상으로 되돌릴 수 있도록 더 좋은 수면을 취하려면 어떻게 해야 좋을까?

무엇보다도 올바른 수면 지식을 쌓는 것이 가장 중요하다.

의학, 뇌과학, 사회경제학 등 다각적인 분야에서 접근해 수면을 연구하는 '수면학'이라는 학문이 있다. 이 책에서는 수면학의 연구 성과를 바탕으로 충실한 삶을 영위하는 데 절대 빼놓을 수 없는 수면에 관한 실천적 지식을 이해하기 쉽게 정리했다.

| 국립대학법인이 개설한 일본 최초의 수면학 강좌 |

'수면학'은 2002년에 일본 학술회의에서 수면 연구자가 중심이 되어 제창한 새로운 연구 영역이다. 국가 중점 연구 과제로 취급되면서 새로운 학문 체계로 자리 잡았다. 현재 일본 수면학회의 회원 수는 해를 거듭할수록 증가하는 추세인데, 2000년에 667명이었던 것이 2007년에는 2,628명으로 4배나 늘어난 것만 봐도 수면 연구가 날로 주목받고 있다는 사실을 쉽게 짐작할 수 있다.

이러한 흐름 속에 2004년 4월 수면의학과 관련 영역의 연구·교육을 목적으로 한 '수면학 강좌'가 국립대학법인 시가(滋賀)의과대학에서 개설되었다.

'수면학 강좌'에서는 수면장애의 건강상 문제(수면의학)와 뇌과

학으로서의 수면(수면과학), 수면장애의 사회경제학적 문제(수면사회학)와 같은 분야를 연구하고 발전시키고 있다.

그 활동 내용은 교육적인 수면의학 관련 강좌에만 국한되지 않는다. 병설 대학병원에서 수면장애 진료 및 검사, 수술 치료 등을 실시하는 것은 물론 연구·조사 활동에서부터 지식의 보급과 응용을 목적으로 한 시민강좌, 세미나 개설, 기업과 학교 방문 교육 강좌 등 계발활동까지 폭넓게 전개하고 있다.

| 잘 알려지지 않은 수면의 기초지식 |

수면학 강좌가 주력하는 것 중 하나가 수면의 기초지식 보급을 위한 계발활동이다.

아직 수면에 대해 해명되지 않은 부분도 많지만, 최근 50년간 수면에 대한 다양한 사실과 메커니즘이 밝혀졌다. 이러한 수면의 기초지식을 아느냐 모르느냐에 따라 생활의 질이 크게 달라진다.

이를테면 수면은 기억의 정착과 밀접한 관련이 있으므로 '영어회화나 자격증 공부 등 공부한 것을 잊지 않고 기억하려면 어떻게 해야 좋을까?' (18쪽 참고)와 같은 의문도 수면 메커니즘을 통해 배울 수 있다. 이처럼 수면에 대해 알면 그와 관련된 고민과 문제 해결에 도움이 된다.

실제로 시민강좌와 세미나 참가자의 이야기를 들어보니 실로 많은 사람이 수면에 관련된 고민을 안고 있어 놀라움을 금치 못했다.

"아침에 개운하게 일어날 수 없어요."

"하루 종일 졸릴 때가 많아요."

"잠이 부족한 것 같아요."

이렇게 수면에 대한 문제와 고민에는 양과 질이라는 두 가지 측면이 있다. 질병이라고 할 수준은 아니더라도 수면의 양과 질에 문제를 느끼며 계속 살아가다 보면 문제는 점점 더 심각해지고 만다.

수면이 부족한 상태를 '수면빚'(Sleep Debt)라고 부른다. 수면빚이 계속 쌓이면 당뇨병, 심장병, 암, 우울증 등의 질병으로 이어질 수 있다고 한다.

그러나 더 심각한 것은 많은 사람이 수면에 관한 고민과 문제를 해결하고 싶어 하면서도 구체적인 수면지식이나 해결 방법을 잘 모른다는 사실이다. 그중에는 자기 좋을 대로의 판단이나 잘못된 지식으로 말미암아 문제가 오히려 더 심각해진 사례도 찾아볼 수 있다.

그래서 시가의과대학 '수면학 강좌'에서는 고도의 연구 과제인 수면에 대한 지식과 응용법을 일반인도 최대한 이해할 수 있도록 만들어 기업과 학교 교육강좌, 시민강좌를 통한 보급을 위해 노력해왔다.

이 책에서는 위와 같이 실제로 강의한 내용 중 바쁜 현대사회에서 반드시 알아야 할 지식, 곧바로 활용할 수 있는 지식을 선별해 소개하고 있다.

질 좋은 수면을 취하는 방법과 같은 기초지식은 물론이고 좀 더 쾌적한 사회생활을 보내기 위한 수면의 지혜도 담았다. 각각의 주제에서 '이렇게 하면 좋다'라는 단순한 결론을 내는 데서 그치지 않고, 독자 여러분이 올바르게 믿고 따를 수 있도록 '왜 그렇게 해야 좋은지'도 그래프와 그림을 활용해 설명하려고 노력했다.

결론만 읽어 내려갈 것이 아니라 독자들이 그 결론을 뒷받침하는 내용까지 이해해주신다면 저자로서 더없이 기쁠 것이다.

제1장

비즈니스가 원활해지는 수면지식

회사에서 집중력을 발휘하기 위하여

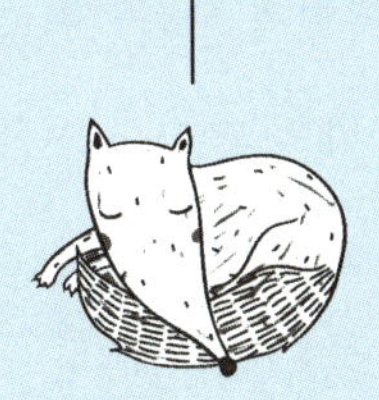

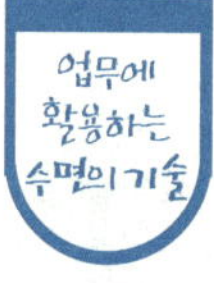

1

영어회화 · 자격증 공부를
머리에 새기는 수면법

영어회화를 배우거나 자격증을 따서 경력에 보태려는 사람이 많을 것이다. 또 업무에 활용할 수 있도록 새로운 지식을 익히려는 이도 흔히 찾아볼 수 있다. 이렇게 사회인이 된 후에도 공부할 기회는 의외로 많다. 하지만 학생 때와 달리 성인은 공부할 수 있는 시간에 한계가 있다. 그런 면에서 현대사회는 잠 잘 시간을 쪼개가며 공부하지 않으면 살아남기 힘든 세상일지도 모른다.

지금부터 '수면'의 관점에서 영어회화와 자격증 공부를 효율적으로 머리에 새기는 방법을 알아보도록 하겠다.

| 장기 기억과 수면의 관계 |

영어회화나 자격증 공부를 할 때는 '기억' 하는 과정이 필요하다.

기억에는 크게 두 종류가 있다. 명함에 있는 연락처를 순간적으로 기억해 전화를 걸 때처럼 짧은 시간이 소요되는 기억은 '단기 기억' 이다. 그와 반대로 지식을 얻거나 체험한 일을 기억하거나 운동 기능을 익히는 등 비교적 긴 시간이 소요되는 기억은 '장기 기억' 이다.

【그림 1-1】 수면이 기억에 미치는 효과

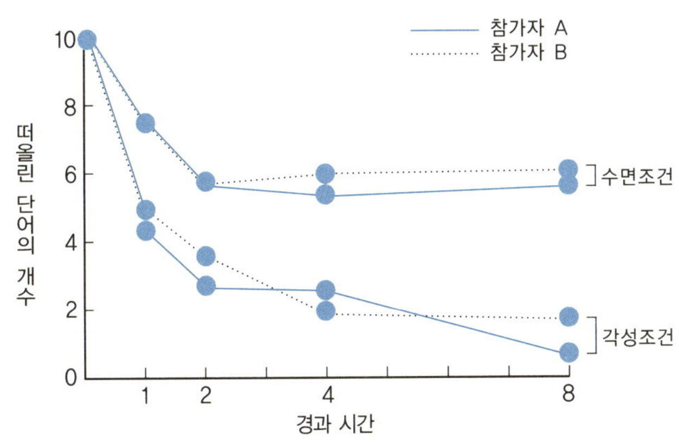

＊ Jenkins&Dallenback, 1924

이중 장기 기억의 정착에 수면이 크게 관여한다는 사실이 밝혀졌다. 〈그림 1-1〉은 1924년에 보고된 '수면이 기억에 미치는 효과' 의 연구 결과다.

　참가자 A, B에게 무의미한 알파벳을 조합한 단어 10개를 암기하게 하고 1시간 후, 2시간 후, 4시간 후, 8시간 후로 총 4번 테스트해서 기억하고 있는 단어의 개수를 알아보았다. 이때 참가자에게 두 가지 조건이 주어졌는데, 하나는 도중에 수면을 취하게 했고(수면 조건), 또 하나는 계속 깨어 있게 한 것(각성 조건)이다.

　실험 결과 참가자 A와 참가자 B 모두 수면을 취했을 때(수면 조건) 더 많은 단어를 기억하고 있었다. 요컨대 잠을 자면 뇌에 더 잘 각인된다는 것이다.

　깨어 있을 때 눈과 귀 등으로 외적 자극이 엄청나게 들어오는데, 잠을 자면 외적 자극이 적어서 '기억이 소실되는 것을 막아준다' 는 식으로 그 당시에는 설명했다.

　그런데 최근 들어 수면은 단순히 기억이 소실되는 것을 억제할 뿐 아니라 기억력을 향상시키는 효과도 있다는 사실이 밝혀졌다.

　〈그림 1-2〉의 실험 데이터를 살펴보자. 짝을 이루는 낱말 24쌍을 학습하게 해서 수면과 기억의 관계를 조사한 실험이다. 그래프에서 '전반' 이라고 된 부분을 함께 보며 설명하도록 하겠다.

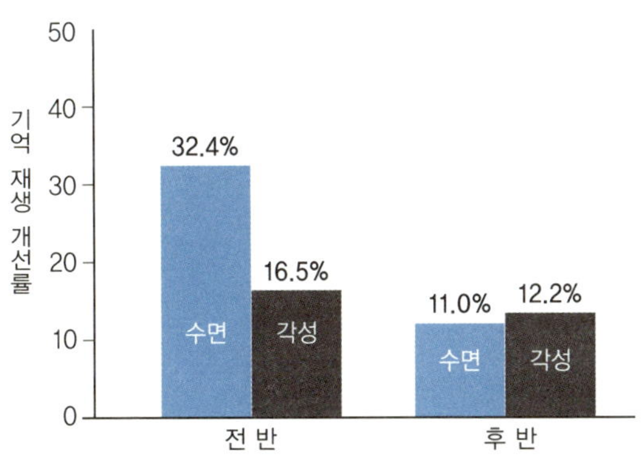

【그림 1-2】 수면에 의한 기억 향상

* Plihal&Born, 1997

전반 실험에서는 밤 10시 15분부터 11시까지 반의어 24쌍을 학습하고, 60% 이상 기억한 시점에서 학습을 멈추었다. 그리고 3시간 후인 오전 2시에 기억이 얼마나 향상되었는지 테스트해보았다. 〈그림 1-2〉에서 '수면'이라고 되어 있는 막대그래프는 학습 후 다시 시험을 칠 때까지 수면을 취한 그룹이며, '각성'은 줄곧 깨어 있던 그룹이다. 실험 결과 수면을 취한 그룹은 기억이 32.4%나 향상되었다. '단어 24쌍'으로 알아본 간단한 실험이지만, 이것만으로도 수면이 기억을 향상시킨다는 사실을 충분히 알 수 있다.

한편 〈그림 1-2〉에서 '후반' 막대그래프는 밤 11시부터 다음 날 오전 2시까지 3시간 동안 수면을 취한 후 반의어 24쌍을 학습한 경우다. 역시 성적이 기준의 60%에 달하는 시점에서 학습을 멈춘 후 3시간 후에 다시 시험을 치렀다. '수면' 막대그래프는 3시간 동안 수면을 취한 그룹이며, '각성'은 깨어 있던 그룹이다. 그 결과 3시간 동안 '수면'을 취한 그룹과 '각성'한 그룹에 큰 차이가 없었다. 이 연구를 통해 밤의 수면 시간, 그 중에서도 전반 시간대에 기억이 향상된다는 사실을 확인할 수 있다.

| 기억의 정리 |

우리의 뇌에는 실로 다양한 정보가 들어온다. 이를테면 영어 학원으로 향하는 버스 혹은 지하철 안에서 본 풍경, 광고, 소음 그리고 수업 전에 친구와 나눈 잡담 등이다. 그렇게 들어온 정보는 중요한지 아닌지도 모르는 상태에서 일단 전부 뇌에 축적된다.

말하자면 우리는 깨어 있는 한 끊임없이 다양한 정보를 뇌에 입력한다고 할 수 있다. 그런데 만약 정보가 축적되기만 할 뿐이라면 컴퓨터의 하드디스크처럼 언젠가는 기억 용량이 터져버리고 말 것이다. 하나도 빠짐없이 기억한다고 해서 반드시 좋은 일은 아니다. 그래서 뇌에 들어온 정보를 필요한 것과 필요하지 않은 것으로 분류해 필요한 것만 남기고 나머지는 버리는 작업이 뇌에서 매일 일어나고 있다. 그 작업이 바로 수면이다.

| 효과적으로 기억을 정착시키는 수면법 |

수면은 기억을 뇌에 새길 뿐 아니라 기억력을 향상시키는 역할을 한다고 했다.

그런데 언제 수면을 취해야 가장 좋을까? 이상적인 수면은 학습한 후에 바로 잠드는 것이다.

예컨대 빠르게 날아오는 야구공의 바늘땀까지 보이는 순간시(瞬間視, Tachistoscopic Vision)와 같은 인지 기능의 경우, 학습한 직후에 자면 향상된 인지 기능을 몸이 4일 동안이나 계속해서 기억한다는 연구 결과도 보고되었다.

우리의 기억은 5시간 전에 일어난 일보다 1시간 전에 일어난 일을 더 잘 입력한다. 그러니 학습으로 얻은 기억이 아직 생생할 때 잠들어 기억을 정리하면 필요한 정보를 더 확실하게 정착시킬 수 있는 셈이다. 그렇지 않고 학습 후에도 계속 깨어 있으면 그다지 중요하지 않은 정보까지 뇌에 들어오고 만다. 요컨대 바로 잠드는 것은 불필요한 정보를 더는 뇌에 입력시키지 않겠다는 의미가 들어 있다.

공부하고 나서 기분전환으로 텔레비전을 본 후 잠드는 것 또한 그다지 추천하지 않는다. 공부가 끝나면 바로 잠드는 것이 가장 바람직하다.

골프 연습과 같은 운동 기능의 습득 역시 마찬가지다.

〈그림 1-3〉은 키보드를 얼마나 정확하게 치는지 알아보는 테스트를 통해 운동 기능의 기억 향상을 실험한 결과다.

정해진 손가락으로 스크린에 표시된 숫자를 얼마나 정확하게 입력하는지 측정하는 실험이었다. 실험은 12시간 간격으로 총 3회 실시했으며, 각 테스트 사이에 수면을 취하게 했다. 다만 A 그룹은 '아침 10시 연습' 후 '테스트 ①'을 치고 수면을 취하게 한 다음 '테

【그림 1-3】 수면에 의한 운동 학습의 향상

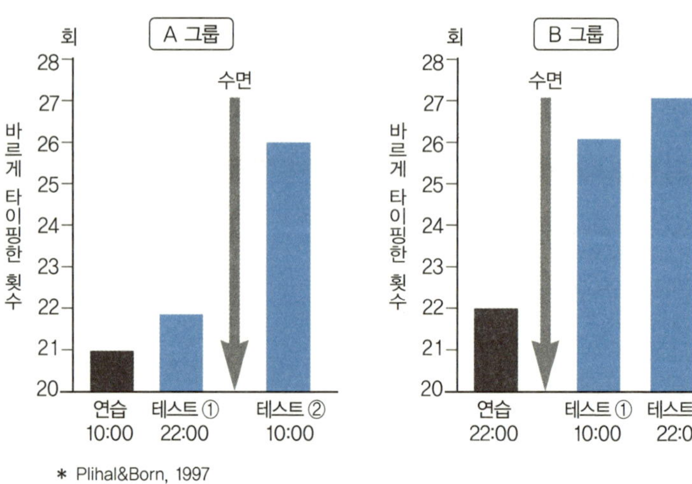

* Plihal&Born, 1997

스트 ②'를 실시한 반면, B 그룹은 '밤 10시 연습' 후 먼저 수면을 취하게 하고 '테스트 ①'과 '테스트 ②'를 연이어 실시했다. 둘 다 막대그래프가 높을수록 숫자를 정확하게 입력했다는 의미다.

A 그룹과 B 그룹 모두 수면 후에 테스트 결과가 향상된 사실을 알 수 있다. 수면에는 학습한 정보를 뇌에 더 정확하게 정착시키는 효과가 있는 셈이다.

프로 골퍼 이시카와 료(石川遼) 선수는 어린 시절부터 아버지와 함께 이른 아침과 저녁마다 골프 코스에서 연습했다고 한다. 늘 새벽 5시에 일어나 저녁 8시에 잠들었다는 것이다. 다시 말해서 저녁에 골프 연습을 하고 나면 식사하고 씻은 후 바로 잠자리에 든 셈인데 훈련, 기술 향상과 수면의 상관관계로 볼 때 매우 이상적인 습관을 들였다고 할 수 있다.

학습한 후 최대한 빨리 수면을 취하는 것. 이것이야말로 영어회화, 자격증 공부, 운동 등 모든 분야에서 학습의 효과를 높이는 중요한 비결이다.

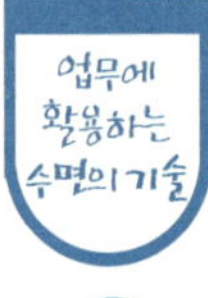

2

밤샘 작업 시
단 30분이라도 자기

1964년 미국의 한 고등학생이 '잠 참기' 세계 신기록에 도전한 적이 있었다. 결과는 264시간 12분. 그러니까 11일 동안이나 깨어 있었던 셈이다. 이는 마치 11일간 컴퓨터를 끄지 않고 계속 혹사시킨 것이나 다름없다.

컴퓨터가 과열되면 이런저런 문제가 발생하기 마련이다. 사람도 마찬가지다. 일정한 수면을 취하지 않으면 두뇌와 신체 모두 정상적인 기능을 할 수 없다.

이 고등학생 역시 마지막에 가서는 환각과 정신착란 증상까지 나타났다.

　그래도 그는 세계 신기록을 세우자마자 14시간 40분 동안 숙면을 취하고 회복해서 정상으로 돌아올 수 있었다.

　수면은 지나치게 혹사시켜 과열된 컴퓨터의 전원을 꺼서 열을 식히는 작업과 비슷하다. 열이 식어 원래 상태로 돌아온 컴퓨터는 다시 순조롭게 작동하기 시작한다. 참고로 '미리 많이 자두기'는 사실상 불가능하다. 컴퓨터를 오랫동안 켜지 않는다고 해서 그 성능이 업그레이드되는 것은 아니니까 말이다.

　세계 신기록에 도전한 이 고등학생처럼 극단적인 예는 아니더라도 수면부족이 지속되면 우리 몸에 여러 가지 이상이 생긴다. 집중력 저하, 초조함 등 업무 실수로 이어지는 부정적인 영향이 나타나는 것이다.

| 충분한 수면이 학습 효과를 높인다 |

　그렇다면 정말로 수면 시간과 능력 사이에 상관관계가 있는 것일까?

　학교 성적과 수면의 관계를 예로 들어 생각해보자.

　그림 〈1-4〉는 미국 고등학생을 대상으로 수면과 성적의 관계를 조사한 것을 정리한 그래프다.

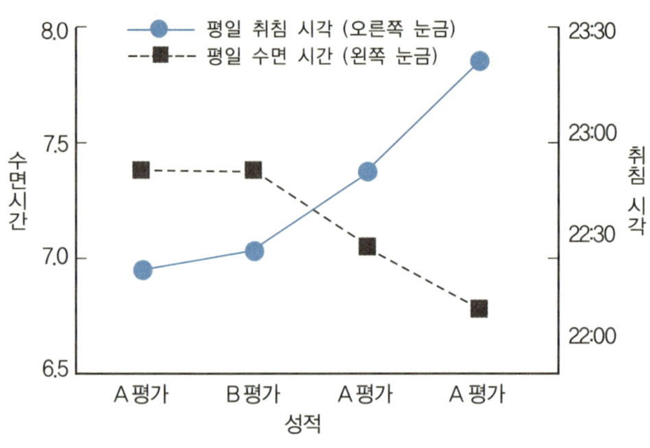

그래프에는 두 가지 정보가 들어 있는데, 하나는 고등학생이 잠든 시각이고 다른 하나는 '수면 시간의 양' 이다. 그래프를 보면 성적이 좋은 A 평가를 받은 학생은 일찍 잠들어 수면 시간이 길다는 사실을 확인할 수 있다.

반대로 성적이 내려갈수록 잠드는 시간이 늦어지고, 그만큼 수면 시간도 짧아진다. 수면부족의 영향이 성적 저하로 이어지는 셈이다.

| 건강에도 악영향을 미치는 수면부족 |

수면부족은 성적에 영향을 주는 것은 물론, 더욱 심각한 문제는 건강에 악영향을 미친다는 것이다. 젊고 건강한 남성에게 하루 수면 시간을 4시간으로 제한해서 6일간 지내게 했더니 교감신경이 긴장한다는 결과가 나왔다.

교감신경은 일반적으로 '투쟁-도피 반응'(Fight-Flight Response)을 지시하는 신경으로 알려져 있다. 다시 말해서 싸우거나 달리는 등 몸이 운동할 때 활발히 작용하는 신경이다. 반대로 편안한 상태일 때는 부교감신경이 작용하며, 이 둘을 통틀어 '자율신경'이라고 부른다.

교감신경이 긴장하면 혈압과 맥박수가 올라간다. 그리고 지나치게 흥분한 상태는 심장에 큰 부담이 된다.

〈그림 1-5〉는 교대근무를 경험한 기간과 심장병 발병 위험의 관계를 그래프로 나타낸 것이다. 교대근무는 야근이 포함된 근무 형태인데, 취침 시간이 불규칙한 만큼 질 좋은 수면을 취하기 어렵다. 즉, 교대근무의 경험 기간을 수면부족과 수면리듬의 파괴로 바꿔 생각하면 수면과 심장병의 관계를 고찰할 수 있다.

그래프의 가로축은 근무 기간(년), 세로축은 근무 기간 0~2년을 '1'로 생각했을 때의 위험도이다. 막대그래프가 높을수록 위험하다는 의미인데, 근무 기간이 길면 길수록 심장병의 위험도가 상승하는 모습을 확인할 수 있다.

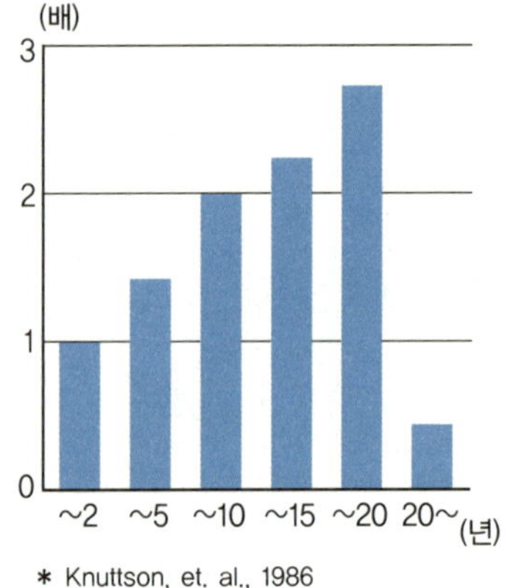

【그림 1-5】
교대근무 경험 기간으로 보는
심장병 발병 위험

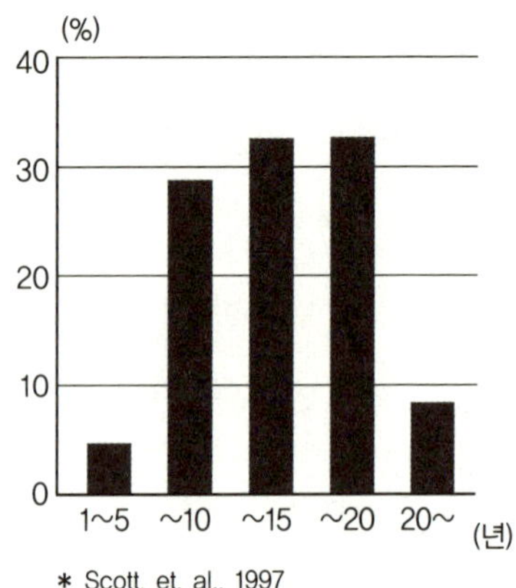

【그림 1-6】
교대근무 경험 기간으로 보는
우울증 발병률

마찬가지로 〈그림 1-6〉은 교대근무 경험 기간과 우울증 발병률에 대한 조사 결과로, 세로축이 우울증을 앓는 사람의 비율을 나타낸다. 제일 왼쪽 막대그래프(근무 기간 1~5년)에서는 발병률이 5%에 못 미쳤지만, 5~10년에는 발병률이 30% 가까이 상승했으며 역시 근무 기간이 길수록 그 비율이 높아지는 모습을 확인할 수 있다. 수면부족이 정신적인 병에도 영향을 미친다는 사실이 잘 드러나는 결과다.

한편 수면은 당뇨와도 깊은 관계가 있다고 한다. 4시간 수면을 취했을 때와 12시간 수면을 취했을 때 다음 날 인슐린 분비량과 혈당치를 비교했더니 인슐린 분비량과 혈당치에 차이가 있었다. 4시간 잤을 때는 당분을 분해하는 인슐린의 분비가 저하되고 혈당치가 올라갔던 것이다. 이 상태가 오래 이어지고 증상이 악화되면 당뇨가 된다. 당뇨병 환자의 80%가 수면장애를 앓고 있다는 조사 결과도 나와 있다.

자, 어떠한가? 수면부족이 만성화되면 다른 질병의 원인이 되기 쉽다. 물론 약간의 수면부족이라면 바로 위와 같은 질병으로 이어지지는 않는다. 하지만 수면부족이 장기화되면 언젠가 건강을 해하는 부메랑이 되어 돌아올 것이다. 이를 '수면부채'라고 부른다.

| 단 30분이라도 자는 것이 좋은 이유 |

인간은 잠자는 사이에 몸과 뇌를 회복시킨다. 수면에 의한 뇌의 피로 회복에 대해서는 이미 앞에서 컴퓨터를 예로 들어 설명했다.

수면은 쉬지 않고 지친 뇌 조직을 정상적인 상태로 돌린다. 또 깨어 있을 때 뇌에 입력된 대량의 정보를 잠자는 동안 정리해, 불필요한 정보는 버리고 필요한 정보만 저장한다. 이러한 과정을 거쳐 뇌가 회복되기 때문에 우리가 활발하게 활동할 수 있다.

한편 수면 중에는 체내에서 지친 몸을 회복시키는 작업도 이루어진다. 호르몬 분비가 그 대표적인 예다.

〈그림 1-7〉은 성장호르몬의 분비를 그래프로 나타낸 것이다. 성장호르몬은 성인과는 무관한 호르몬이라고 생각하기 쉬운데 사실은 전혀 그렇지 않다. 성장기 어린이의 발육을 촉진하는 성장호르몬은 성인의 경우 손상된 조직을 회복시키는 피로회복 호르몬의 작용을 한다.

그래프의 가로축은 하루 시간이다. 제일 왼쪽이 낮 12시, 가운데가 24시(밤 12시), 제일 오른쪽이 다음날 낮 12시인데, 24시부터 다음 날 아침 8시까지 색깔로 표시된 부분은 수면 중인 상태를 가리킨다.

【그림 1-7】 수면 중에 증가하는 성장호르몬의 분비

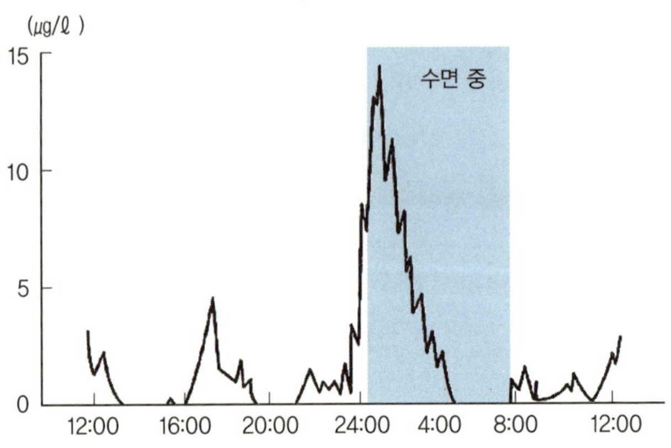

＊ Van Coevorden et al., 1991년에 변경

그래프에서 성장호르몬의 분비가 최고조에 달하는 순간은 사람이 잠든 직후 깊은 잠이 찾아오는 시간대이다. 이 최초의 깊은 잠을 통해 우리 몸은 성장호르몬을 활발하게 분비하면서 순식간에 피로를 푼다.

따라서 '오늘 밤에는 조금밖에 못 잘 것 같으니까 차라리 그냥 이대로 아침까지 자지 말자'는 잘못된 생각이다. 조금이라도 자지 않으면 몸에 큰 부담을 주게 된다. 아무리 적은 시간이라도 잘 수 있으면 반드시 자야 한다. 야근 중에 30분간 짧은 가수면을 취하면 근무 중 졸음이나 실수를 예방할 가능성이 있다는 핀란드의 연구 결과도 나와 있다.

| 몇 시간 수면이 좋을까? |

수면은 건강과 깊은 연관이 있다.

적당한 수면은 쾌적한 낮 활동과 꾸준한 건강 유지를 위해 절대 빼놓을 수 없는 요소다. 11일 동안 자지 않은 미국 고등학생의 사례는 극단적이지만, 잠자지 않으면 일상생활에 지장을 초래한다는 것은 틀림없는 사실이다.

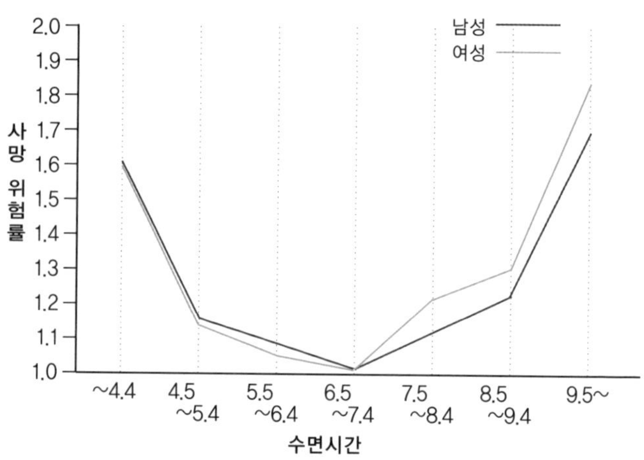

그럼 인간은 하루에 몇 시간 정도 자는 것이 좋을까?

흔히들 '8시간 수면'이 바람직하다고 말하는데, 과학적인 근거는 전혀 없다.

〈그림 1-8〉은 수면시간과 사망 위험률을 그래프로 나타낸 것이다. 세로축에 표시한 사망 위험률의 수치가 낮을수록 더 건강하다는 의미다. 가장 위험률이 낮은 것은 남녀 모두 6.5~7.4시간 동안 수면을 취한 사람이다.

수면시간이 짧을수록 위험률은 올라가는데, 수면시간이 긴 사람도 위험률이 올라갔다. 오래 잘수록 건강에 좋은 것도 아닌 셈이다.

안타깝게도 수면시간에는 개인차가 있어서 몇 시간 자는 것이 정답이라고 단언하기란 곤란하다. 아인슈타인도 평소에 10시간씩이나 잤는데 수많은 업적을 남기고 76세까지 살지 않았는가.

나는 낮에 졸음이 강하게 밀려오지 않고 맡은 일을 거뜬히 하고 있다면 그 사람의 수면 시간은 그 정도로 충분하다고 생각한다.

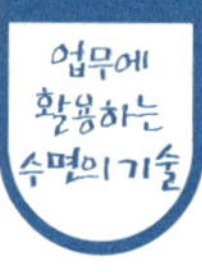

3

출장 · 골프 모임 때
아침 일찍 일어나는 비결

골프 모임이 있을 때 아침 일찍 일어나려고 마음먹었지만 눈이 잘 떠지지 않았던 사람이 많을 것이다. 평소보다 몸이 나른하고 무거워서 코스에 나가도 생각처럼 점수를 내기 어렵지 않았는가?

출장 때문에 평소보다 빨리 집을 나서야 할 때도 마찬가지다. 어떻게든 일어나 약속 시간에는 늦지 않았지만, 하루 종일 머리가 멍하고 업무에 집중할 수 없었던 경험은 없는가? 이래서는 실력을 충분히 발휘하기는커녕 평소에는 하지 않을 실수까지 범할지도 모른다. 실수 때문에 업무 평가가 뚝 떨어지거나 골프 점수가 제자리걸음이어서 기분이 상하는 상황은 누구라도 될 수 있으면 피하고 싶을 것이다.

예컨대 여러분은 보통 '내일 아침에 일찍 일어나야 하니까 오늘은 일찍 자야지' 라고 생각하지 않는가? 하지만 그 결과는 어떠한가? 평소보다 이른 시간에 잠자리에 들었건만 좀처럼 잠이 오지 않아 수면부족 상태로 아침을 맞고, 결국 무거운 몸을 억지로 이끌고 출장 혹은 골프 모임에 나서지는 않았는가?

전날 밤에 빨리 잠드는 것은 틀린 행동이 아니다. 다만 사람들 대부분은 무턱대고 '어서 자야지!' 하고 덤비기 때문에 실패하고 마는 것이다.

그러면 어떻게 해야 적절한 시각에 잠들고 다음 날 아침 개운하게 눈을 떠서 상쾌한 하루를 보낼 수 있을까?

아쉽게도 '원하는 시각에 반드시 잠들 수 있는 특별한 수면 비법' 따위는 존재하지 않는다. 알람처럼 잠자는 시각과 일어나는 시각을 미리 설정하기란 불가능한 것이다.

하지만 우리 몸은 일정 리듬에 따라 잠들고 깨어나므로 그 수면 메커니즘을 이해하고 행동한다면 중요한 순간 도움이 될, 일찍 일어나는 비결을 손에 넣을 수 있다.

포인트는 '무턱대고' 자려는 것이 아니라 수면 메커니즘을 올바르게 이해함으로써 수면을 원활하게 컨트롤하는 데 있다.

| 아무리 자도 졸음은 찾아 온다 |

먼저 수면 메커니즘에 대해 알아보자.

시민강좌에서 만난 간호사 사치코 씨(幸子, 28세, 가명/이하 동일)의 체험담을 소개해보겠다. 이 체험담에는 '사람은 왜 졸리게 되는가' 라는 메커니즘의 요소가 두 가지 포함되어 있다.

사치코 씨는 그날 야간 근무를 했다. 그런데 근무 중에 갑자기 일이 너무 바빠져서 잠시도 눈을 붙이지 못하고 귀가했다. 침대에 들어간 시간이 오전 10시. 그대로 저녁 6시까지 꼬박 8시간을 죽은 듯이 잤다. 사치코 씨는 '이렇게 길게 잤으니까 오늘 밤에는 분명 잠이 안 올 거야' 라고 생각했지만 오후 10시가 되니 또 졸리기 시작했다. 침대에 눕자마자 바로 잠든 사치코 씨는 중간에 한 번도 깨지 않고 아침까지 푹 잘 수 있었다.

아무리 밤새워 일했다고 하지만 이런 식으로 연속해서 잘 수 있는 것일까?

야간 근무에 익숙한 간호사의 특별한 사례라고 생각할지도 모르겠지만, 수면 메커니즘에 의하면 이는 지극히 자연스러운 수면이라고 할 수 있다.

| 항상성(Homeostasis)과 체내시계(体內時計· Biological clock) |

사치코 씨가 야간 근무를 마치고 오전 10시에 잠든 것은 밤을 꼬박 새우면서 몸과 뇌의 피로가 절정에 달했기 때문이다. 뇌가 고도로 발달한 인간은 뇌가 어느 정도 쉬지 않으면 정상적인 활동이 불가능하다. 그래서 피로를 느끼면 자연스레 수면을 촉진하는 물질(수면물질)이 뇌에 축적되는데, 이 물질이 수면을 관장하는 수면중추에 작용하면서 잠을 유발하는 한편, 각성을 관장하는 각성중추에도 작용하여 각성 정도를 낮춘다. 그러니까 말하자면 피곤하기 때문에 잠을 자는 것이다.

이를 전문용어로 항상성(Homeostasis)이라고 부른다.

그런데 사치코 씨가 밤 10시에 또다시 잠들어버린 것은 피로와 무관하다. 첫 번째 수면으로 뇌와 몸이 이미 회복됐기 때문이다.

그러면 밤 10시에는 왜 졸렸을까? 이는 체내시계(体內時計)에 의한 수면이다.

체내시계는 그날의 피로와 무관하게 일정 시각(통상적으로 밤)이 되면 졸리게 되는 작용이다.

우리 인류를 포함한 지구상의 생물은 태양의 영향을 강하게 받으며 진화해왔다. 박쥐나 쥐 등 야행성 동물은 햇빛이 닿지 않는 밤에 활동해서 먹이를 잡는다. 반대로 낮에 활동하는 동물은 보통 해가 지면 휴식을 취한다. 인간도 마찬가지다.

2009년 7월 개기일식이 일어났을 때 오키나와(沖繩)의 한 동물원에서 대낮인데도 갑자기 생식활동을 시작하는 타조가 관찰되었다. 원래는 저녁 무렵에 생식활동을 하지만, 개기일식으로 햇빛이 사라지는 바람에 밤이라고 착각했던 것이다. 한편 인간은 태양이 떠오르는 아침에 눈을 떠 활동하고, 태양이 지고 기온이 내려가는 밤에는 잠이 든다. 이러한 생활을 몇 만 년이나 반복해온 결과 자연스레 태양과 함께하는 각성과 수면 리듬을 몸속 깊이 새기게 되었다.

| 멜라토닌(Melatonin)과 햇빛 |

〈그림 1-9〉는 멜라토닌(Melatonin)이라는 호르몬의 하루 분비량을 나타낸 그래프다. 가로축은 시각을, 세로축은 혈액 속 멜라토닌의 양을 가리킨다.

멜라토닌은 수면과 밀접한 관계가 있는 호르몬이다. 그래프를 보면 멜라토닌의 분비량이 저녁부터 서서히 늘어나기 시작해서 사람이 곤히 잠든 심야에 가장 많은 것을 확인할 수 있다.

한편 〈그림 1-10〉은 멜라토닌의 분비와 체온 변화를 나타낸 그래프다. 멜라토닌의 분비가 늘어날 때 체온이 내려가는 모습이 보이지 않는가?

즉, 체온이 내려가면 잠이 오게 되는 것이다.

다른 여러 동물의 체내에도 있는 물질인 멜라토닌은 우리의 체온, 호흡, 맥박, 혈압을 낮추어 잠자는 데 적합하도록 생리적 변화를 일으키는 작용을 한다. 또한 교감신경보다 부교감신경을 우위에 두어 마음을 안정시키는 효과도 발휘한다(멜라토닌은 그 밖에도 성적 성숙의 억제 등 사람에게 다양한 변화를 가져온다).

이처럼 밤이 되면 잠드는데 도움을 주는 멜라토닌이 많이 분비될 수 있도록 우리 몸에 일정 리듬이 각인되어 있다.

【그림 1-9】 멜라토닌의 하루 분비량

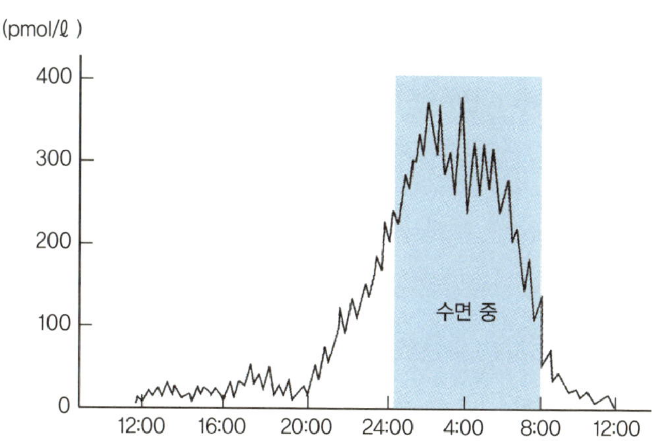

＊ Van Coenvorden et al., 1991년에 변경

【그림 1-10】멜라토닌의 분비와 체온 변동

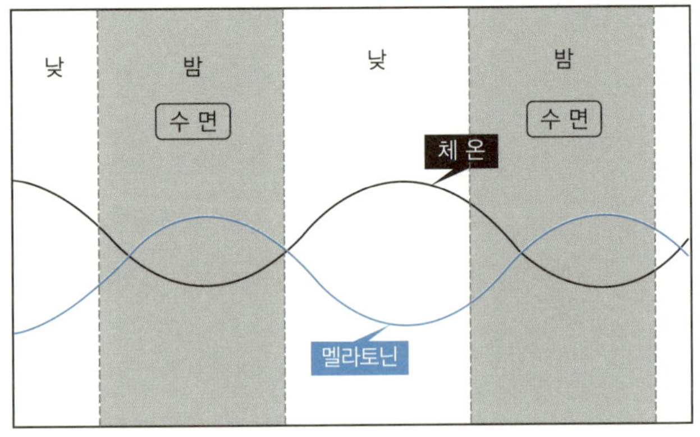

* 수면학 강좌「쾌적한 삶과 수면학(快適ライフと 睡眠學)」중에서

그러면 이러한 체내시계의 리듬은 무엇으로 조절될까?

앞에서 지구상의 생물은 태양과 함께 생활하고 있다고 말했다. 아침에 잠에서 깨어나면 햇빛이 눈으로 들어온다. 빛의 자극은 뇌에서 체내시계를 조절하는 '시교차상핵'(視交叉上核·Suprachiasmatic Nucleus, SCN)에 전달된다(104쪽 그림 2-4 참조). 이 빛의 자극에 의해 체내시계가 아침이 찾아온 것을 알아차린다. 인간의 체내시계는 원래 약 25시간 주기로 리듬이 새겨져 있는데 우리가 24시간 주기로 활동할 수 있는 것은 매일 아침 빛의 자극으로 체내시계를 리셋(reset)하기 때문이다.

빛의 자극은 그 후 '상경부 교감신경절'(Superiorcervical Sympathetic Ganglion)을 거쳐 뇌 가운데에 있는 솔방울 모양의 분비샘 '송과체'(Pineal Gland)에 전달된다. 그리하여 빛의 자극을 받은 후 15~16시간이 경과하면 멜라토닌이 생산되고 졸음이 몰려온다.

| 자고 싶은 시각의 15~16시간 전에 일어나기 |

지금까지의 이야기로 짐작했을지도 모르겠는데, 자고 싶은 시각의 15~16시간 전에 일어나서 체내시계를 리셋하면 그날 밤 쾌적한 수면을 취할 수 있다. 다만 인간은 기계가 아니므로 체내시계를 원하는 시간에 자유자재로 리셋(reset)하기란 어렵다. 예를 들어 매일 8시에 일어나는 사람이 어느 날 갑자기 새벽 4시에 일어났다고 해서 한순간에 체내시계가 4시간 앞으로 리셋되었다고 판단하는 것은 성급한 생각이다. 며칠에 걸쳐 서서히 체내시계를 조정해가는 것이 이상적이다.

며칠 동안 조금씩 체내시계를 조절하는 것이 바쁜 현대인에게는 비현실적인 이야기일 수도 있지만, 적어도 '무턱대고' 빨리 자려고 하다가 실패하는 상황은 피해야 하지 않을까? 수면 메커니즘을 머리에 입력하고 체내시계를 조정함으로써 아침 일찍 일어나야 하는 골프 모임이나 회사 생활을 멋지게 해내기 바란다.

체내시계 리셋에 있어서 또 한 가지 중요한 것은 일어났을 때 반드시 햇빛을 받아 눈에 빛이 충분히 들어가게 해야 한다는 사실이다. 빛의 자극을 뇌까지 보내야 체내시계가 리셋된다는 점을 부디 잊지 말자.

커튼 때문에 아침에도 방이 어두컴컴하면 빛의 자극이 뇌에 충분히 전달되지 못해 체내시계가 리셋될 수 없다. 구체적으로는 2,500럭스(lux · 빛의 양을 나타내는 단위로 수치가 높을수록 더 밝다) 이상의 빛이면 체내시계가 리셋되는 데 충분하다고 한다. 주거 환경에 따라 다르지만, 실내라고 해도 창가는 밝기가 2,500~3,000럭스(lux) 정도다. 한편 실외는 날씨가 맑을 때 20,000~100,000럭스(lux), 흐린 날에도 10,000~20,000럭스(lux)는 되므로 당연한 말이지만 실내보다 실외가 훨씬 밝다.

커튼을 살짝 열어둔 채 자서 아침에 빛의 자극을 받으며 자연스럽게 일어나고, 될 수 있으면 신문을 가지러 가거나 강아지 산책에 나서는 등 바깥 햇빛을 쐬는 것이 건강한 수면과 각성 리듬을 형성하는 지름길이다.

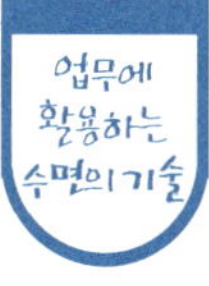

4

월요일에 맑은 정신으로
업무를 시작할 수 있는 수면법

심근경색 혹은 뇌출혈로 인한 사망이 월요일에 유독 많이 일어난다는 통계가 있다. 또 어느 택시회사에서는 휴일 다음 날에 교통사고가 많이 일어나서 어떻게 대응해야 할지 고심하고 있다.

질병이나 사고까지는 아니더라도, 월요일만 되면 정신이 멍하고 집중력이 떨어지는 경험은 누구나 한 번쯤 해봤을 것이다.

'휴일이 끝났으니 기분이 처지는 거야 당연하지.' 이렇게 생각하는 사람도 많을 것이다. 그런데 정말 그런 '기분'만이 원인일까?

원래 사람은 낮에 활동하고 밤에 자는 생체리듬을 가지고 있다. 아침에 잠에서 깨어나면 체온이 올라가면서 활발히 움직일 수 있는 몸 상태가 된다. 그런데도 한낮에 머리가 멍하고 무겁다면 수면부족이 원인일 가능성이 많다.

수면부족의 전형적인 원인은 밤에 늦게 잠들어도 아침에는 정해진 시간에 일어나야만 하는 패턴에 있다. 즉, 월요일에 수면부족이 되는 이유는 일요일 밤에 평소보다 늦게 자기 때문이다.

| 흐트러진 수면리듬 |

그런데 왜 일요일(휴일) 밤에는 평소보다 늦게 잠드는 것일까? 실제 사례를 토대로 생각해보자.

〈그림 1-11〉은 수면 클리닉을 찾은 도요타 씨(豊田, 초등학교 교사, 남성)의 수면 일지다. 수면 일지란 수면 상태를 파악하기 위해 환자가 직접 쓰는 수면 기록이다. 그림에서 검은색으로 채워진 부분은 수면 중인 시간, 빗금 친 부분은 졸음을 느끼는 시간을 가리킨다. 위에 있는 표는 수면 문제가 개선되기 전인 5월 황금연휴 기간의 기록이고(2일과 6일 이후가 평일), 아래 표는 개선 후인 통상적인 달의 기록이다.

도요타 씨는 월요일 아침뿐 아니라 연휴 기간 내내 강렬한 졸음을 느꼈다. 대낮에 불현듯 졸음이 덮쳤고, 심할 때는 남 앞에서 갑자기 잠들어 버리는 기면증(Narcolepsy)이 의심이 될 정도여서 진료를

【그림 1-11】 수면 일지

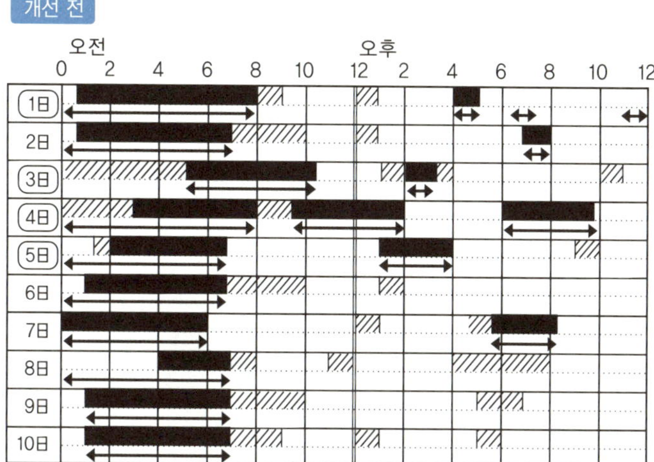

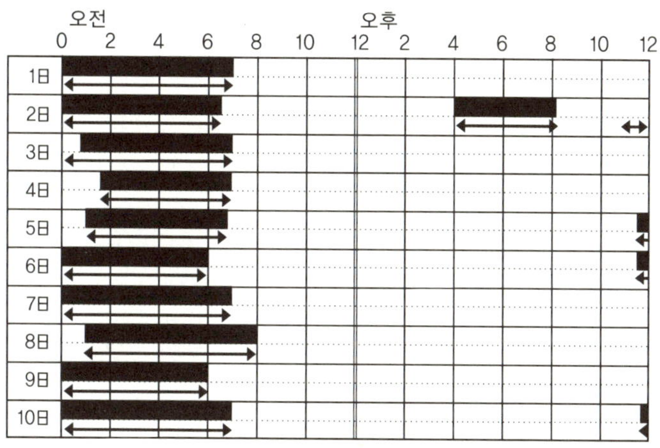

＊ 28세 · 남성. 개선 전=2005년 5월 / 개선 후=같은 해 6월. ○표시는 일요일, 공휴일

받으러 왔던 것이다. 그런데 원인은 흐트러진 수면리듬에 있었다.

도요타 씨의 개선 전 수면 일지를 들여다보면 휴일에는 평일보다 2시간 이상 더 자는 것을 확인할 수 있다. 5월 연휴에는 거의 하루 종일 잤다. 이렇게 휴일의 수면 시간이 긴 것은 월요일처럼 휴일 다음 날의 수면부족으로 이어지는 전형적인 수면 패턴이다.

이는 휴일에 너무 많이 자 버려서 출근 전날 밤에 잠이 오지 않는다는 이야기가 아니다. 문제는 흐트러진 수면리듬이다.

잠이 오는 것은 빛과 밀접한 관련이 있다. 태양의 영향을 받으며 진화해온 인간은 태양과 함께 행동하도록 설계되어 있다. 아침에 햇빛을 받으면 밤에 잠이 오는 메커니즘이 내재된 것이다. 아침에 눈을 떴을 때 빛의 자극이 들어오면 체내시계의 리듬이 리셋되면서 밤에 졸음이 몰려온다. 즉, 사람의 수면은 일어난 시간에 따라 어느 정도 통제되고 있다.

그런데 휴일에는 평소보다 늦게 일어나는 사람이 아주 많다. 평일에 실컷 잘 수 없어서 휴일에 몰아 자려는 생각 때문인데, 실은 이러한 행동이 월요일에 수면부족을 초래하는 악순환의 시작이다.

일요일 아침에 평소보다 2시간 늦게 일어나면 그만큼 밤에 잠드는 것도 2시간 늦어진다. 그런데 월요일 아침에는 반드시 정해진 시간에 일어나야만 하니, 수면부족이 되는 것이 당연하다.

토요일이나 긴 연휴가 늘어난 요즈음에는 이 악순환이 더욱 잘 나타난다.

도요타 씨 역시 휴일에 흐트러진 수면리듬을 원래대로 회복하지 않은 상태에서 출근을 맞이했기 때문에 하루 종일 참을 수 없는 졸음을 느꼈던 것이다.

| 밤에 받는 '빛의 자극' |

졸음을 유발하는 호르몬 멜라토닌은 아침에 빛의 자극이 눈에 들어와 체내시계가 리셋 된 시점으로부터 15~16시간 후에 분비량이 증가한다. 낮에는 빛의 자극을 받아 멜라토닌 분비량이 억제된다. 반대로 해가 저물고 어둠이 찾아오면 그 반동으로 멜라토닌 분비가 늘어나는 듯하다.

그런데 멜라토닌 분비량이 증가하는 밤 시간대에 다시 빛의 자극을 받으면 멜라토닌의 분비가 다시 억제되어 버린다.

인류가 막 탄생했을 무렵의 지구에는 지금처럼 밝은 조명 따위가 존재하지 않았다. 에디슨이 백열전구를 발명한 해가 1897년. 당시에는 '이 세상에서 밤이 사라졌다' 며 떠들썩했는데, 이것이 고작 130년 전 이야기다.

인류의 탄생은 200만 년 전이라고 하니, 기나긴 세월 동안 밤은 곧 어둠이었다. 인류의 몸에 '밤은 어두운 것'이라는 정보가 깊이 각인된 셈이다. 그래서 밤이 되었는데 다시 빛의 자극을 받으면 인간의 몸은 낮이라고 착각해버리고 만다.

도요타 씨는 평일 밤에 잠이 올 때까지 인터넷을 즐겼다. 이런 식으로 텔레비전이나 컴퓨터, 휴대전화의 화면을 바라보면 강한 빛 때문에 교감신경이 자극받아 졸음이 달아나버린다.

이것이 바로 수면부족이 더욱 악화된 이유다. 그렇게 쌓일 대로 쌓인 수면부족을 해소하려고 휴일에 아침 늦게까지 자면 또 월요일에는 수면부족을 호소하게 된다. 도요타 씨는 최악의 소용돌이에 빠져버리고 만 것이다.

도요타 씨에게 내가 한 충고는 다음 두 가지다.
① 평일에 텔레비전이나 컴퓨터를 빨리 끄고 12시 전에 잠들기
② 차광 커튼을 치지 말고 잠들어서 아침에 햇살을 받으며 일어나고, 햇살 아래에서 신문 읽기

그리고 한 달 후의 결과를 나타낸 것이 〈그림 1-11〉의 아래쪽 수면 일지다. 잠자는 시간과 일어나는 시간이 일정해지니 낮에 거의 졸리지 않게 되었다.

그래도 역시 주말에는 밤새워 놀고 싶은 사람이 많을 것이다. 가족과 함께 보고 싶었던 영화 DVD를 보거나 여유롭게 컴퓨터를 즐기는 등 주말 밤은 자기도 모르게 꼬박 새우기 쉽다.

수면 리듬을 무너뜨리는 원인인 밤샘은 원래 절대 권할 수 없다. 그러나 혹시 주말에 밤을 새웠어도 월요일에 또렷한 정신으로 업무에 집중할 수 있도록 꼭 실행하기 바라는 수면의 비결을 밝히려고 한다. 바로 잠자는 시간은 일어나는 시간에 따라 결정된다는 사실이다.

그러니 부득이한 사정으로 토요일 밤을 지새웠더라도 일요일 아침은 평소와 똑같은 시간에 일어나 햇빛을 눈에 담아야 한다. 그렇게 하면 일요일 밤, 자연스레 졸음이 몰려오고 아침까지 편안하게 숙면을 취할 수 있다.

만약 일요일 낮에 도저히 잠을 참을 수 없다면 오후 2~4시 사이에 15~20분 정도 가벼운 낮잠을 자는 것도 좋다. 오후 2~4시는 하루의 생체리듬 중에서 가벼운 졸음이 찾아오는 시간대다. 이때를 이용해서 뇌를 어느 정도 회복시키면 밤에 본격적인 졸음이 밀려오기 전까지 쾌적하게 보낼 수 있으므로 수면을 취하기도 한결 쉬워진다 (이 메커니즘은 53쪽 이후 내용 참조).

다만 낮잠은 어디까지나 짧게 취해서 머리를 맑게 하는 것이 좋
다. 너무 길게 자는 바람에 뇌가 본격적인 수면 태세에 들어가면 깨
어난 후에도 얼마간 강렬한 졸음이 남는다. 또 낮에 길게 자버리면
정작 밤에는 수면의 질이 나빠져 버린다.

오후의 낮잠은 모쪼록 짧게 자도록 하자.

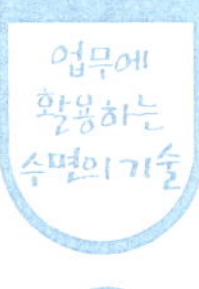

5

또렷한 정신으로
밤샘 작업과 야근을 해내는 낮잠의 기술

우리 몸은 낮에 활동하고 밤에 쉬는 생활을 유지할 수 있도록 약 200만 년 전부터 컨트롤되고 있다. 해가 뜨면 일어나 움직이고 어두운 밤에는 잠자며 쉬는 생활 리듬이다.

하지만 현대사회에서는 수많은 사람이 늦은 밤에도 쉬지 않고 일한다.

야근하는 의사와 간호사, 24시간 영업하는 편의점과 레스토랑의 직원, 심야 공사현장에서 땀 흘리는 인부. 게다가 낮에 일하는 사무직이라고 해도 밤을 새워가며 일을 마무리해야 할 때가 있다.

야근이나 밤샘 작업은 원래 자야 할 시간에 계속 깨어 있어야 하는 것이므로 그 피로감이 상당하다.

이렇게 생긴 피로와 졸음을 조금이라도 완화하는 방법은 과연 없을까? 지금부터 함께 알아 보자.

【그림 1-12】 사람의 체온 변화와 수면 리듬

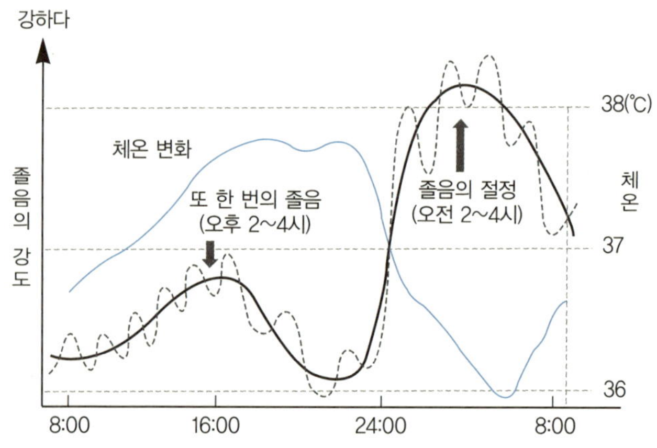

* Lavie P, et al., 1985년에 변경, 추가

| 졸음의 절정은 새벽 2~4시 |

〈그림 1-12〉는 하루 동안 체온과 졸음의 변화를 그래프로 그린 것이다. 가는 선은 체온을, 굵은 선은 졸음의 강도를 나타낸다. 굵은 선은 실제로는 미세하게 변동하는 졸음(점선)의 평균값을 나타낸 것

으로, 굵은 선이 위로 향할수록 잠이 많이 온다는 뜻이다.

이 그래프를 보면 하루 동안 체온과 졸음 모두 변화의 폭이 크다는 점을 확인할 수 있다. 졸음은 새벽 2시에서 4시 사이에 절정으로 치닫는다. 그리고 정확히 그 시간대에 체온이 가장 낮다. 이것이 인간의 생체리듬에 의해 새겨진 졸음과 체온의 파동이다.

미국 스리마일 섬(Three Mile Island)의 원전 사고(1979년), 구소련 체르노빌(Chernobyl) 원전 사고(1986년), 세계적인 석유기업 엑슨(현재의 엑슨모빌·Exxon Mobil Corporation-역주)이 경영 부진에 빠진 원인이었던 엑슨 발데스 호 알래스카 좌초 사고(1989년) 등은 모두 새벽 시간대에 일어났다.

일본 자위대 이지스함 충돌 사고(2008년)가 일어난 시간도 새벽 4시 07분으로 졸음이 절정에 달하는 시간대다. 해상자위대는 보통 새벽 4시에 경계근무 교대를 한다. 체온이 내려가 몸이 굳는 시간대에 교대하다니, 인간의 생체리듬을 무시한 매우 위험한 방식이 아닐 수 없다.

다시 말하지만 새벽 2시에서 4시까지는 졸음이 절정을 향하고 체온도 내려가 인간의 활동이 가장 저조한 시간대다. 생체리듬에 의해 새겨진 이 강렬한 졸음은 하루에 반드시 일어나는, 절대 피할 수 없는 현상이다. 이 졸음을 해소하기란 불가능하다.

그러나 인간의 수면은 생체리듬만으로 통제되는 것이 아니다. 생체리듬과 더불어 전문용어로 항상성이라고 하는, 피곤해지면 졸음이 밀려오는 기능이 서로 균형을 이루면서 수면을 컨트롤한다.

요컨대 이 두 기능 중에서 생체리듬이 통제되지 않는다면 항상성을 조절해서 야근과 밤샘 작업이 조금이나마 편안해지게 할 수밖에 없다.

이 항상성이라는 기능은 뇌에 축적된 피로물질이 수면중추를 자극하여 졸음을 불러오는 메커니즘이다.

사람은 일어나서 활동하는 이상 뇌를 사용한다. 그리고 그동안 뇌에 피로물질이 계속해서 쌓인다. 이 피로물질이 졸음을 불러와서 '피곤해서 졸린다' 고 우리가 느끼게 되므로 피로물질의 축적이야말로 인간이 졸리게 되는 또 하나의 메커니즘인 셈이다.

이제 잘 알고 있지 않은가? 야근이나 밤샘 작업에 대비해 낮에 미리 피로물질을 어느 정도 제거하면 그만큼 밤에 피로와 졸음이 덜 몰려온다는 사실을 말이다.

피로물질을 제거하는 방법은 수면 이외에는 없다. 우리 몸은 수면을 취하지 않아도 누워서 쉬고 있으면 어느 정도 피로를 풀 수 있지만, 두뇌에 쌓인 피로는 잠이 아니면 회복이 불가능하다.

다시 말해서 야근과 밤샘 작업에 들어가기 전에 미리 자 두면 늦은 밤의 피로와 졸음을 경감할 수 있다.

| '또 한 번의 졸음'을 이용하다 |

그러면 언제 자는 것이 좋을까?

다시 한 번 〈그림 1-12〉를 보자. 졸음의 강도를 가리키는 굵은 선이 높게 치솟을수록 졸음이 강렬하다는 뜻이다. 이 부분을 자세히 들여다보면 새벽 2시에서 4시 사이에 무척 강렬한 졸음(높은 산 모양)이 있고, 그와는 별개로 오후 2시~4시 사이에도 가벼운 졸음(완만한 산 모양)이 밀려온다는 점을 확인할 수 있다.

그런데 오후 2시~4시 사이에는 체온이 내려가지 않는다. 체온이 내려가지도 않는데 졸린 것이다.

보통 '점심을 먹고 나면 졸리다'고 많이 생각하는데, 사실은 점심과 전혀 관계없다. 이것은 하루 생체리듬에 새겨진 '또 한 번의 졸음'이다.

인류의 뿌리는 아프리카에서 시작됐다는 말이 있다. 아프리카의 오후 2시~4시는 뜨거운 햇살이 살을 태우고 기온도 무척 높은 시간대다. 그래서 인간은 이 시간대에 가만히 휴식을 취하도록 리듬이 각인되어 있는 것이 아닌지 추측하고 있다.

이 '또 한 번의 졸음'을 잘만 활용하면 부드럽게 가수면을 취할 수 있다. 오후 2시~4시는 자연스레 졸음이 밀려오는 시간대이므로 야근과 밤샘 작업에 대비해 미리 자두는 데 적합하다. 반대로 저녁 7시에서 9시까지는 교감신경이 가장 활성화된다. 이때를 '수면 금지 시간대'라고 부르는데, 자려고 해도 잠이 잘 오지 않는 시간대다. 이때 가수면을 취하려고 하는 것은 그리 현명한 행동이 아니다.

| 90~120분간의 낮잠 |

이번에는 얼마나 자는 것이 좋은지 생각해보자.

〈그림 1-13〉은 피험자 147명(평균 나이 29.6세)을 대상으로 수면을 조사한 그래프다. 그래프의 세로축은 수면의 깊이를 가리킨다. 위로 향하면 향할수록 얕은 잠으로 각성(깨어 있는 상태)에 가깝다. 반대로 아래로 향하면 향할수록 깊은 잠이다.

가로축은 시간의 경과를 나타내는데, 왼쪽이 수면의 시작이고 오른쪽이 수면의 끝이다.

수면에는 기억의 정리 등을 담당하는 '렘수면(REM sleep)'과 뇌를 쉬게 해서 회복시키는 '비(非)렘수면(Non REM sleep)'이 있다. ('REM'은 Rapid Eye Movement의 약자로 급속 안구 운동을 뜻한다. 잠을 자고 있지만 뇌는 깨어 있는 상태로 볼 수 있다 −역자) 사람은 잠자는 동안 렘수면과 비(非)렘수면을 반복한다.

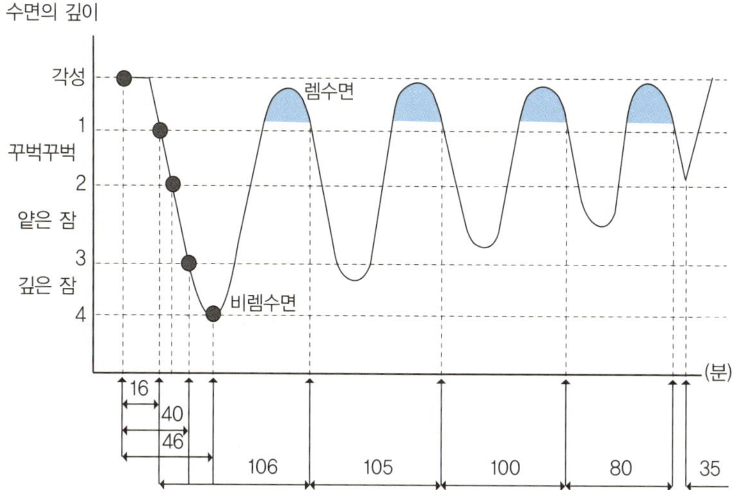

* N=147, 실험 횟수 399회, 피험자 평균 나이 29.6세/ Source: Sleep disorders Center, Stanford University

그러면 그래프의 왼쪽 끝, 즉 잠들기 시작하는 부분을 살펴보자. 잠이 들면 우선 비렘수면 단계에 들어간다. 잠들기 시작해서 16분 후에는 수면의 깊이가 1단계다. 이때는 외부의 소리가 아직 들린다. 1단계와 2단계는 얕은 수면에 해당한다. 잠든 지 40분 후가 되면 수면의 깊이는 3단계에 달한다. 그리고 46분 후에는 4단계다. 3단계와 4단계는 깊은 수면이다.

앞에서 오후 낮잠은 15~20분 정도가 적당하다고 했다. 너무 길게 자서 깊은 수면에 빠졌다가 깨어나면 강렬한 졸음이 여전히 남아 머리가 멍해지기 때문이다. 이를 '수면 관성(Sleep-inertia)'이라고 부른다.

하지만 야근이나 밤샘 작업에 대비해 미리 지친 뇌를 조금이라도 회복시키는 것이 목적이라면 그보다 조금 더 긴 낮잠이 효과적이다.

90~120분 정도의 낮잠을 기준으로 삼으면 어떨까? 수면의 깊이가 1단계일 때 일어나면 개운하게 잠에서 깰 수 있기 때문이다. 그래프를 보면 122분(16분+106분)일 때 수면의 깊이가 1단계인 것을 알 수 있다. 아니면 더 길게 잤다가 그다음 주기의 1단계에서 깨는 것도 좋다.

다만 이 그래프는 어디까지나 밤의 수면에 대한 조사이기 때문에 낮의 수면 리듬도 반드시 밤과 똑같다고 단언할 수는 없다. 또 수면 리듬에는 개인차가 있으므로 오후에 수면 시간을 실제로 여러 번 측정해서 자신에게 제일 잘 맞는 낮잠 시간대를 파악하는 편이 좋다.

지금까지의 내용을 요약해보자.

야근과 밤샘 작업에 대비한 가벼운 수면은 오후 2시~4시 사이에 수면 리듬을 이용해서 90~120분을 목표로(가능하면 자신에게 최적의 수면 시간을 알아두기) 삼는 것이 가장 효과적이다.

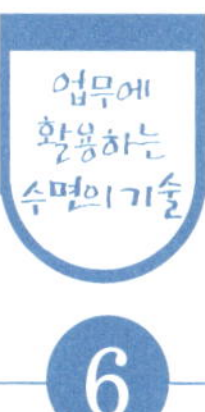

6

퇴근길 주의해야 할
피트니스 클럽 이용 시간대

수면 클리닉을 찾아 진료받은 스즈키 씨(鈴木, 37세 남성)의 이야기다.

운동 부족이 걱정된 스즈키 씨는 건강관리를 위해 퇴근 후 피트니스 클럽에 다니기로 했다. 회사에서 나와 피트니스 클럽에 들어가는 시간이 밤 9시(밤 9시 이후부터는 회비가 저렴했다). 그렇게 한 시간 정도 운동하고 귀가하는 생활을 시작했는데, 일주일 정도 지나자 낮 근무 시간에 심한 졸음이 몰려오기 시작했다. 그리고 나중에는 오전에도 꾸벅꾸벅 조는 일이 잦아졌다.

아무래도 스즈키 씨는 몸이 피곤하면 집에 돌아가자마자 푹 잘 수 있으리라고 생각했던 모양이다. 피트니스 클럽에 다니면 운동도 할 수 있고 밤에 숙면을 취하게 돼 쾌적한 생활을 할 수 있으리라고 말이다. 그러나 실제로는 밤에 한 운동이 도리어 수면부족의 원인이 되었다.

| 운동은 체온을 상승시킨다 |

몸과 뇌의 피로는 사람이 졸음을 느끼도록 하는 주요 요소다. 피곤해지면 잠이 오는 작용, 즉 항상성에 의해 우리는 수면을 취하면서 지친 몸과 뇌를 회복시킨다.

그러나 항상성만 수면을 통제하는 것은 아니다. 또 다른 중요한 요소로 체내시계가 있다. 저절로 몸에 새겨진 리듬인 체내시계는 체온과도 밀접한 관련이 있다.

〈그림 1-14〉는 54쪽에 실은 그래프(그림 1-12)와 동일한데, 이번에는 '체온(가는 선)'에 주목해보자.

하루 동안 체온과 졸음의 변화를 조사해서 평균을 표시한 이 그래프를 보면 졸음이 절정에 달하는 새벽 시간대에 체온이 가장 내려갔음을 확인할 수 있다.

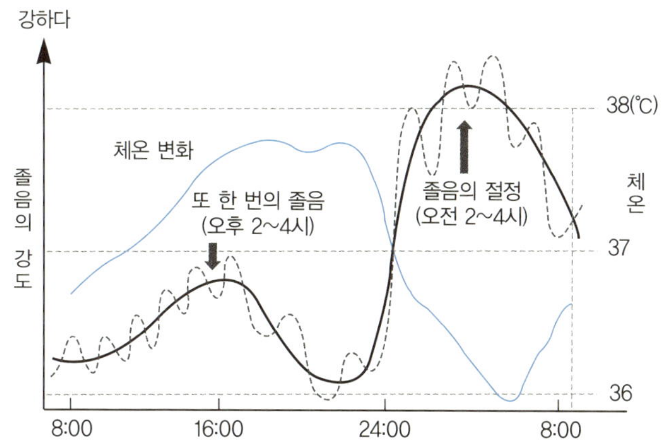

【그림 1-14】 사람의 체온 변화와 수면리듬

* Lavie P, et al., 1985년에 변경, 추가

체온이 내려가면 사람은 졸리게 된다. 영화나 드라마를 보면 눈으로 뒤덮인 산에서 조난당해 점점 눈이 감기는 동료에게 "자면 안 돼!" 하고 소리치는 장면이 나오지 않는가? 이렇게 강렬한 졸음이 엄습하는 원인은 체온이 내려갔기 때문이다.

체온 리듬은 태양과 깊은 연관이 있다.

앞에 나왔던 〈출장, 골프 모임 때 아침 일찍 일어나는 비결〉을 다시 떠올려보자. 사람에게는 빛의 자극이 눈에 들어오면 체내시계가 리셋되고, 밤에는 체온이 내려가면서 졸음이 찾아오는 메커니즘이 있다고 했다. 〈그림 1-14〉를 봐도 아침에 깨어났을 때 체온이 상승하고, 밤 10시 무렵에는 체온이 급속하게 내려가기 시작해 오전 4시에는 가장 많이 내려간다. 그때 졸음도 절정에 달하고, 오전 4시를 넘기면 다시 체온이 올라가기 시작하며 각성(잠에서 깨어남)으로 향하게 된다.

이것이 바로 체내시계의 리듬이다.

| '5시부터 남자'의 진실 |

여기서 다시 피트니스 클럽 이야기로 돌아와, 밤 9~10시에 운동해서 땀을 흘리면 어떻게 될까?

밤 9시는 우리 몸속에서 체온이 내려갈 준비가 한창인 시간대다. 이때 졸음을 유발하는 호르몬 멜라토닌의 혈중농도가 증가하기 시작한다. 또 멜라토닌은 뇌에서도 부교감신경의 작용을 강화해 마음을 안정시켜서 수면 준비를 돕는다.

그런데 이 시간대에 몸을 움직이면 체온이 단숨에 상승하고 교감신경의 활동이 활발해져 졸음이 달아나버린다. 운동해서 몸은 피곤해졌겠지만 집에 들어와 곧장 침대로 향해도 체온이 내려가 졸음이 찾아오기까지 꽤 시간이 걸리고, 잠드는 시간이 늦어지는 것이다. 또 다음 날 아침에는 정해진 시간에 일어나야만 하니 결국 수면 시간이 짧아지고, 스즈키 씨의 사례처럼 일주일 정도 지나면 수면부족으로 낮에 참을 수 없는 강한 졸음을 느끼게 된다.

그러면 도대체 어느 시간대에 몸을 움직이는 것이 가장 좋을까?

다시 한 번 〈그림 1-14〉를 보자.

하루 중 체온이 가장 높고, 활발하게 활동할 수 있으며 제일 졸리지 않은 시간대는 저녁 5시에서 8시 사이다.

예전에 일본에서 방영한 텔레비전 광고 중에서 '5시부터 남자'(피로 회복 드링크 '구론산グロンサン' 광고. 퇴근 시간인 5시에 구론산을 마신 후 생생하게 거리를 활보하는 샐러리맨의 모습을 담았다. –역주)라는 캐치프레이즈가 있었다. 이처럼 오후 5~8시는 사람이 가장 생생한 시간대다. 교감신경이 활성화되어 머리가 맑고 집중력이 높아지는 '골든타임'이라고 표현해도 좋겠다.

올림픽에서 선전하는 세계적인 선수들에게 '오후 5~8시 골든타임'은 이미 상식으로 자리 잡은 듯 보인다. 예컨대 일본 평영 금메달리스트 기타지마 고스케(北島康介) 선수는 2008년 베이징 올림픽 준결승전이 끝난 직후 한 인터뷰에서 "밤이었으면 더 좋은 기록을 냈을 텐데 말입니다."라고 말한 적이 있다.

원래 평영 경기는 저녁 이후에 잡히는데, 베이징 올림픽 측에서 미국의 중계시간에 맞추기 위해 오전(베이징 시간)에 시작했던 것이다. 만약 오후 7시에서 9시까지, 각성이 절정에 달했을 시간대에 경기했다면 더 좋은 기록이 나왔으리라는 것을 기타지마 선수는 경험으로 이미 알았던 셈이다.

운동 역시 가능하면 '5시부터 남자'처럼 오후 5시에는 회사를 빠져나와 피트니스 클럽으로 향하는 것이 이상적이다. 적절한 운동으로 체온을 올리고 교감신경을 활성화시킴으로써 밤 9시까지의 골든타임을 더 유효하게 보내는 것이다. 그러면 생체리듬이 다시 졸음을 새기기 시작할 무렵에 운동으로 상승시킨 체온도 점점 내려가므로 기분 좋게 잠자리에 들 수 있다.

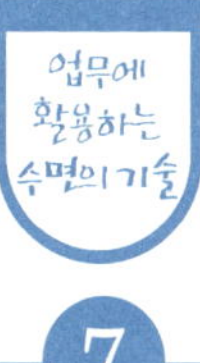

7

취침 전 음주,
잘 때는 좋아도 깰 때 힘들다

잠이 오지 않으면 술을 마시는, 이른바 취침 전 음주 습관이 우리 생활 깊숙이 침투되어 있는 듯하다.

〈그림 1-15〉는 잠을 청하는 데 술의 도움을 받는지를 조사한 결과다. 일본인이 술에 얼마나 의존하는지 보이지 않는가? 남성의 경우에 한하면 약 40%나 되는 사람이 자기 전에 술을 마시는 것으로 나온다.

그런데 이 취침 전 음주에 생각지도 못한 함정이 있다는 사실을 아는 사람은 그리 많지 않을 것이다.

술에 의존해 잠을 청하게 되면 불면증의 악순환에 빠질 위험이 있다.

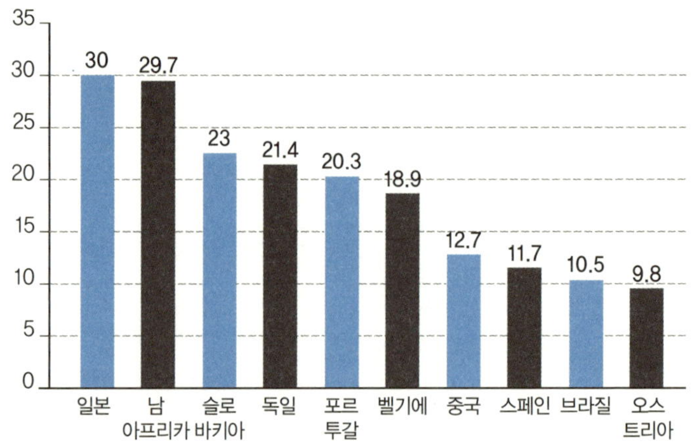

| 취침 전 음주가 일으키는 '저산소' 상태 |

우선 〈그림 1-16〉을 보자. 이 그래프는 수면 중 산소 농도(동맥혈)를 측정한 임상 실험 통계다. 그래프에서 '산소포화도'라고 표시된 부분은 혈액 속에 얼마나 많은 산소가 흐르고 있는지 나타낸 지표다. 선이 짧을수록(그래프의 위를 향할수록) 산소 농도가 100%에 가까워 산소가 많이 흐르고 있다는 뜻이다. 반대로 선이 그래프 아래쪽으로 길게 향할수록 혈액 속 산소가 적다. 그래프에서 선이 위아래로 촘촘하게 그려진 부분(진한 부분)은 산소량이 적어졌다가 원

【그림 1-16】 음주가 수면에 미치는 영향

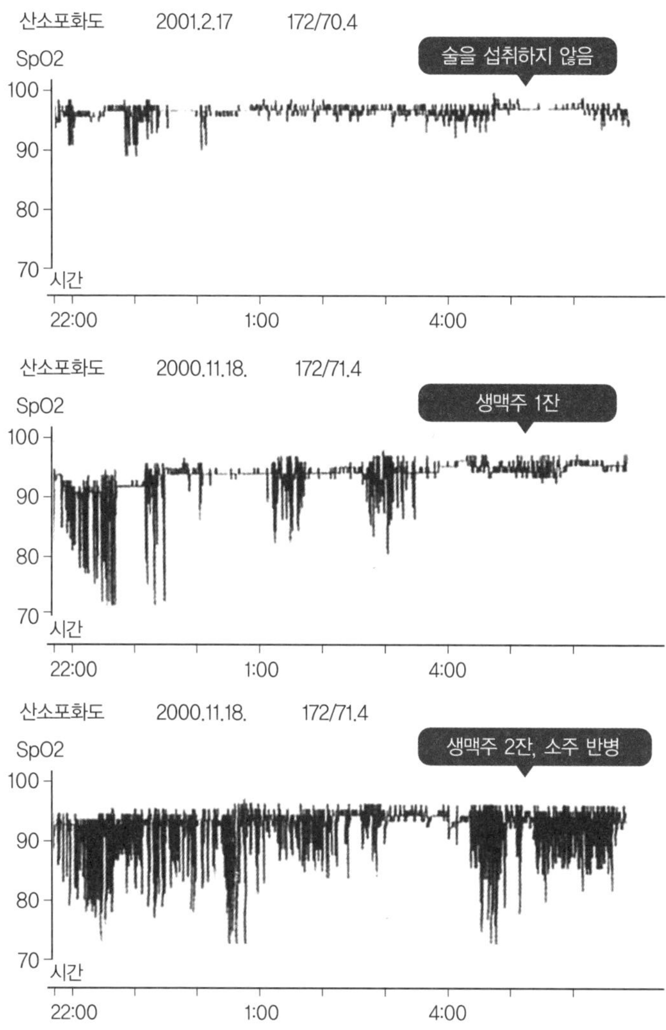

* 수면학 강좌 「쾌적한 삶과 수면학(快適ライフと 睡眠學)」 중에서

래로 돌아가기를 격렬하게 반복하고 있는 것이다. 그래프의 왼쪽이 수면의 시작, 오른쪽이 수면의 끝이다.

첫 번째 그래프는 피실험자가 술을 전혀 마시지 않고 잔 상태다. 처음 자기 시작할 때 산소 농도가 살짝 내려가는 시간대가 있지만, 그 후로는 안정적이다.

두 번째 그래프는 동일 피실험자가 생맥주 1잔을 마시고 잔 상태다. 갓 잠이 들었을 때 격한 저산소 상태에 빠지고, 수면 중간에도 몇 번인가 산소 농도가 내려가는 시간대가 있다.

세 번째 그래프는 동일 피실험자가 알코올의 양을 더욱 늘려 생맥주 2잔과 소주 반병을 마시고 잤을 때다. 잠자는 내내 거의 계속 격한 저산소 상태에 빠지는 것을 확인할 수 있다.

그런데 저산소 상태는 왜 일어나는 것일까?

사실 저산소 상태의 원인은 '무호흡'이다. 이 임상 정보에서 생맥주 2잔과 소주 반병을 마시고 잔 세 번째 그래프의 경우 하룻밤에 200회 이상 무호흡이 발생했다. 이 임상 정보는 원래 코골이와 무호흡 때문에 고생하던 남성의 사례인데, 개인차는 존재하겠지만 수면 전 술을 많이 마시면 마실수록 무호흡의 위험도 커진다는 사실을 알 수 있다.

【그림 1-17】 상기도(上氣道) 모식도

각성 시

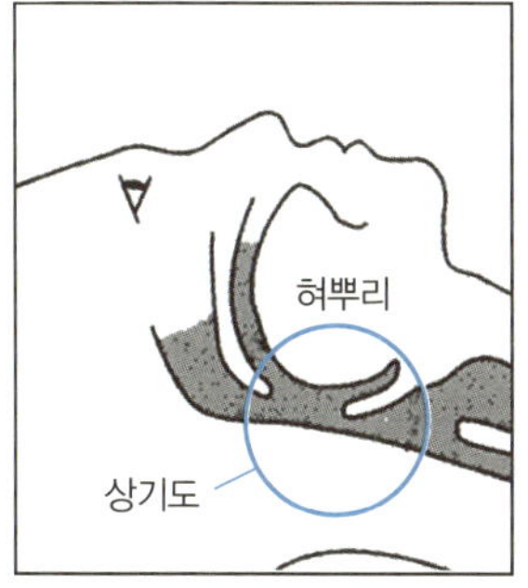

수면 시 무호흡이 되었을 때

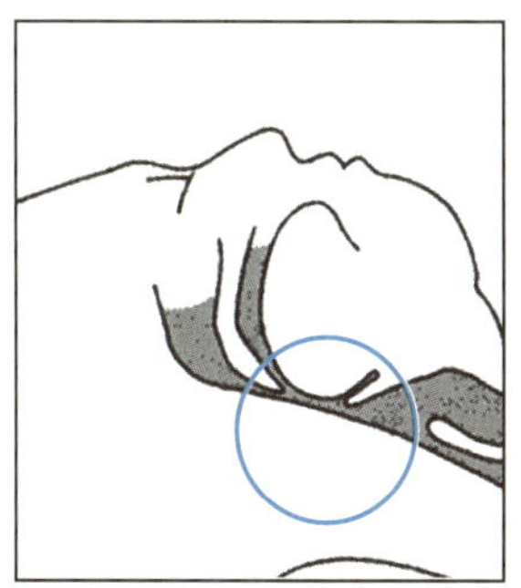

이 남성의 경우 수면 시간은 충분히 확보되어 있었지만 아침을 산뜻하게 맞지 못하고 낮에도 계속 나른한 상태였는데, 그 최대 원인은 취침 전 음주 습관에 있었다. 잠자리에 들기 전 술을 마시는 바람에 수면 도중 격한 무호흡에 빠졌고, 뇌와 몸에 산소가 충분히 공급되지 못하면서 수면의 '피로 회복' 역할이 충분히 이루어지지 않았던 것이다.

그렇다면 어째서 술을 마시면 코골이나 무호흡 증상이 나타나는 것일까? 〈그림 1-17〉은 코에서 목까지 공기가 지나가는 통로인 상기도(上氣道)의 모식도다. 비강과 구강이 안쪽에서 합쳐지는 부분을 상기도라고 부르는데, 코로 들어온 공기가 상기도를 통해 폐로 향한다. 그런데 술을 마시고 자면 상기도 주변 근육이 이완되면서 기도가 좁아져버린다.

코골이는 공기가 지나갈 때 좁아진 상기도가 떨리면서 발생하는 소리다. 그리고 기도가 더 좁아지면 '무호흡'에 빠져버리고 만다. 살이 찌면 상기도 주변에도 지방이 붙어 통로가 좁아지기 때문에 코골이나 무호흡 증상이 나타나기 쉽다.

| 취침 전 술을 마시면 한밤중에 깨기 쉽다 |

술이 수면의 질을 저하시키는 원인은 그 밖에도 더 있다.

술을 마시면 잠들기는 좋으나 한밤중에 쉽게 깬다는 것을 많은 사람이 경험으로 이미 알고 있는 사실이다. 이는 술의 '중도각성' 작용 때문이다. 중도각성이란 수면 도중에 쉽게 깨는 것을 말한다. 술을 마시면 처음에는 즐겁고 마음이 들뜨게 된다. 대화가 활기를 띠거나 노래방에서 흥이 오르는 등 소량의 술은 각성 작용을 일으켜 기분을 유쾌하게 만드는 효과가 있다. 그런데 체내에 들어온 알코올의 양이 일정 기준에 도달하면(개인차가 있지만) 졸음이 밀려온다.

자기 전에 마시는 술이라고 하면 그 상태로 침대에 누웠을 때 바로 잠들어버릴 정도를 가리킨다. 술에 의해 졸음이 찾아왔으니 금세 잘 수 있다. 그러나 이 졸음은 체내 알코올의 양이 어떤 기준에 도달했을 때 찾아오는 졸음이다. 따라서 잠자는 동안 술이 분해되어 알코올의 혈중 농도가 떨어지면 중도각성과 렘수면이 늘어난다. 술을 마시고 자면 새벽에 잠이 깨는 것은 바로 이런 이유 때문이다. 게다가 술은 소변 배출을 촉진하는 이뇨작용을 한다. 그리고 새벽에 요의를 느껴 화장실에 가게 되면 졸음은 더욱 달아나기 마련이다.

| 취침 전 음주는 수면제보다 질이 나쁘다 |

잠을 청하기 위해 계속해서 술에 의존하면 어떻게 될까? 당장 잠들기는 쉬울지 몰라도 숙면을 취하지 못해 수면부족에 빠지게 될 것이다. 이렇게 되면 푹 자고 싶다는 생각에 알코올의 양을 더 늘리는 사람이 의외로 많은데, 그럼 상황만 더욱 악화될 뿐이다. 술을 마시면 마실수록 수면의 질이 나빠져서 아무리 자도 수면부족에서 벗어날 수 없는 악순환의 고리에 빠지게 되니까 말이다.

술을 수면제 대신 마실 정도라면 차라리 의사에게 처방받은 수면제를 복용하는 편이 훨씬 안전하다고 말하고 싶다.

'수면제는 의존성이 높다'고 생각하기 쉽지만 사실은 그렇지 않다. 예전에 많이 썼던 바르비투르산(Barbituric Acid) 계열의 수면제는 의존성이나 이탈증상(장기 복용 후 중지하면 금단현상이 나타나는 것)이 강하고 대량 복용하면 사망에 이르기도 한다. 하지만 요즈음 사용되는 벤조디아제핀(Benzodiazepine) 계열 등의 수면제는 의사 처방을 바탕으로 올바르게 복용한다면 술보다 안전한 약물이다.

먼저 술에 의존한 수면의 위험성부터 이해하기 바란다. 그 후 술에 의존한 수면 습관에서 벗어나려면 어떻게 해야 좋은지 고민해보자.

대답은 단 하나, '술을 마시지 않고 자기'라는 결론에 도달할 것이 틀림없다.

실제로 내가 진료했던 한 60대 남성은 이 단순한 해결법으로 한 달만에 음주로 인한 수면부족에서 탈출했다. 처음에는 잠이 잘 오지 않아 초조해했지만, 잠은 반드시 찾아오게 되어 있다. 그는 잠들기 힘들어도 꾹 참고 술을 마시지 않으면 숙면을 취할 수 있음을 깨달았다. 그리고 지금은 자기 전에 술 생각이 전혀 나지 않는다고 했다.

중요한 것은 많은 이들이 수면에 도움이 된다고 믿지만 사실은 술이 수면장애를 불러일으키는 주범이라는 사실을 이해하는 일이다. 그러면 더는 술을 마시고 자려는 생각이 들지 않을 것이다.

사실 친구나 직장 동료와 밤에 술 한 잔 하는 것은 흔한 일이다. 그때는 가능하면 과음하지 않고 적당히 즐길 수 있도록 주의하자.

싱글(30㎖)로 한 잔에 몇 만 원씩 하는 비싼 버번위스키를 주문하는 것도 좋은 방법이 될 수 있다. 그렇게 하면 많이 마시기 부담스럽기도 하고, 천천히 시간을 들여 호화로운 기분을 즐길 수 있을 테니 말이다.

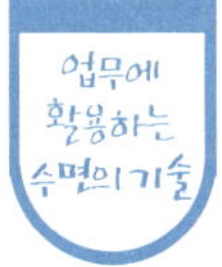

일과 수면을 고려한
올바른 커피 음용법

지금까지 술 이야기를 했으니 이번에는 카페인과 수면의 관계에 대해 생각해보자.

카페인을 함유한 음료를 마시면 졸음이 달아나고 머리가 맑아진다는 사실은 설명하지 않아도 대부분 잘 알 것이다.

에도(江戸)시대의 센류(川柳, 5·7·5의 음수율로 이루어진 짧은 정형시–역주) 중에도,

태평한/ 잠을 깨우는 조키센/ 고작 네 잔에 잠 못 이루고

라는 시가 있다.(고급 녹차인 조키센(上喜撰)은 증기선(蒸氣船)과 발음이 같다. -역주)

1853년 페리 제독이 이끄는 흑선이 일본에 들어와 큰 소동이 일었던 당시를 풍자한 시인데, 조키센(上喜撰)을 마시면 밤에도 정신이 또렷해 잠들 수 없음을 의미한다. 이는 녹차에 함유된 카페인 때문이다.

| 카페인에 의한 수면 중 '중도각성' |

녹차와 양대 산맥을 이루는 카페인 음료라고 하면 자연스레 커피가 떠오른다.

커피의 각성 작용을 최초로 발견한 사람은 에티오피아의 양치기라고 한다. 양이 커피 열매를 먹고 흥분해 날뛰는 모습에 커피의 각성 작용을 알아차렸다는 것이다. 졸음이 달아나고 정신이 맑아지도록 하는 효과에 주목하여 아라비아에서 최초의 카페가 생긴 후 채 몇 년도 되지 않아 커피는 유럽 전역에 퍼졌다. 그리고 지금 커피는 우리의 생활 속 깊이 스며들어 있다.

커피의 각성 효과 메커니즘은 이미 과학적으로도 증명된 상태다. 커피에 함유된 카페인이 뇌의 수면중추에 직접 작용하여 뇌를 각성시키는 것이다. 사람이 피로를 느끼면 뇌에 수면물질이라고 부르는 피로물질이 쌓이는데, 이것이 수면중추에 작용하여 졸음을 불러일으킨다. 수면중추는 지친 뇌를 회복시키기 위해 인간을 잠재우는, 이른바 '잠의 중추'라고 할 수 있다. 그런데 카페인은 수면중추에 피로물질이 작용하는 것을 막아버린다. 또 카페인에는 뇌의 대사를 향상시켜 두뇌 활동을 활발하게 하는 작용이 있어서 정신이 또렷해지게 되는 것이다.

당연한 말이지만 졸음을 몰아내는 카페인은 수면을 방해하는 원

【그림 1-18】 카페인 섭취 후 수면의 깊이

(참고 : 시중의 커피 1잔은 100~150㎎의 카페인을 함유함.)

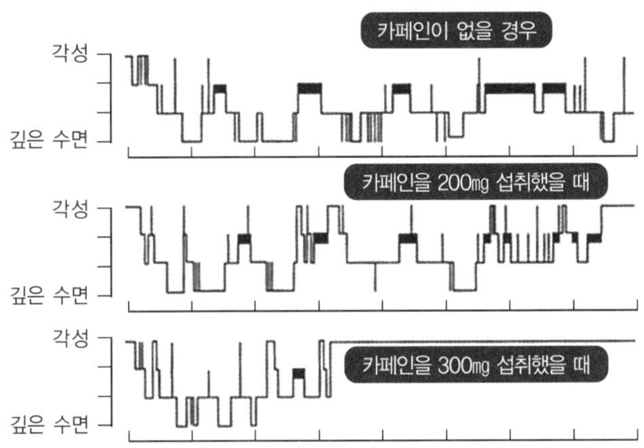

＊ 가유카와 유헤이(粥川裕平) · Mebio

인이다. 커피를 마셨더니 정신이 말똥말똥해져서 잠이 오지 않았던 경험을 해본 사람이 많을 것이다. 그런데 카페인은 단순히 '잠들기 쉽다, 어렵다'의 문제뿐 아니라 수면 중 잠의 '깊이'에도 영향을 끼친다.

〈그림 1-18〉은 카페인을 섭취한 후 수면의 깊이에 대해 조사한 결과를 그래프로 나타낸 것이다.

그래프의 왼쪽이 잠들기 시작한 시점이고, 오른쪽이 잠에서 깨어나는 시점이다. 선이 높을수록 얕은 잠, 낮을수록 깊은 잠을 나타낸다. 첫 번째 그래프가 카페인을 전혀 섭취하지 않았을 때, 중간이 카페인 200mg을 섭취했을 때, 마지막 그래프가 카페인을 300mg 섭취했을 때다.

이 중에서 마지막 그래프에 주목하기 바란다. 잠들기 시작한 후 3시간 정도 지났을 때부터 '각성' 상태에 가까운 모습임을 확인할 수 있다. 카페인을 많이 섭취할수록 뇌가 활성화되어 수면에 방해를 받는 셈이다.

그러면 두 번째 그래프, 카페인 200mg을 섭취했을 때는 어떠한가?

잠은 7시간 반 정도 자지만, 그래프 선이 도중에 몇 번이고 제일 위쪽까지 도달하고 있다. 수면 중에 수차례 '각성'에 가까운 상태(전문용어로 중도각성)가 된다는 이야기다. 게다가 수면 후반에는 깊은 수면을 취할 수 없고 각성에 가까운 상태가 잦아진다. 제일 위 그래프, 즉 카페인을 전혀 섭취하지 않았을 때와 비교하면 그 차이가 더욱 확연하게 보인다. 얕은 잠이 늘어날 뿐 아니라 깊은 잠이 찾아오는 횟수가 줄어든다는 사실 말이다.

자, 이제 카페인이 수면의 질에도 영향을 미친다는 사실을 충분히 이해했으리라 믿는다.

| 카페인, 영리하게 섭취하는 방법 |

그렇다고 해서 커피를 전혀 마시지 말라는 소리는 아니다. 커피의 효과와 수면에 미치는 영향을 잘 인지한 다음에 즐기면 된다.

커피에는 카페인이 얼마나 들어 있을까? 가정용 인스턴트커피에는 한 잔당 카페인이 65㎎ 정도 들어 있다고 한다. 반면, 커피 전문점 등 이른바 본격적인 커피의 경우에는 130~150㎎으로 카페인 함유량이 몇 배나 많다.

커피를 내리는 방식에 따라서도 함유량에 차이가 난다고 하는데, 의외인 사실은 진하게 내린 커피보다 연한 아메리카노가 카페인 함유량이 더 많다는 것이다. 연하게 내린 아메리카노를 큰 컵으로 아침에 몇 잔이나 마시는 습관이 있는 미국인은 잠에서 깨어나 맑은 정신으로 업무에 집중하기 위해서 카페인을 영리하게 활용하고 있다고 할 수 있다.

카페인은 커피 이외에도 다양한 음료에 함유되어 있다. 홍차 한 잔에는 40~60㎎, 콜라 한 캔에 30~50㎎, 건강 드링크에도 한 병당 약 50㎎ 정도의 카페인이 들어 있다.

영국인은 '애프터눈 티(Afternoon tea)'라고 해서 오후에 차를 즐기는 습관이 있다. 커피만큼은 아니지만 카페인이 함유된 홍차를 몇 번에 걸쳐 마심으로써, 오후에 찾아오는 가벼운 졸음을 물리치고 몸과 뇌를 더욱 잘 움직이게 하는 것이다. 그런 의미에서 애프터눈 티는 카페인의 효과를 생활습관에 합리적으로 활용한 예라고 할 수 있다.

다만 이러한 카페인 음료를 섭취할 때는 수면에 방해되지 않도록 마시는 시간대에 주의해야 한다.

카페인의 각성 효과는 섭취 후 30분이 지난 다음부터 나타나기 시작해 4시간 이상 지속된다. 그러니 몸이 잘 준비를 하는 저녁에는 커피 섭취를 피하고 수면에 대비하는 것이 중요하다.

카페인에는 이뇨작용을 하는 성분도 있으므로 늦은 시간에 마시면 한밤중에 화장실을 찾게 된다.

따라서 수면에 방해되지 않도록 커피를 즐기면서 더욱 쾌적한 삶을 이어나가도록 하자.

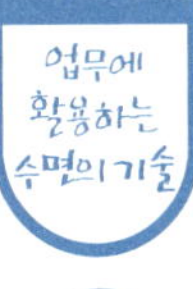

9

아침에 상쾌한 기분으로
눈뜨기 위한 알람 설정법

분명히 충분히 푹 잔 것 같은데 눈을 떴을 때 개운하지 않고 머리가 무거웠던 경험을 해본 사람이 의외로 많을 것으로 예상된다. 수면은 낮에 더 건강하게 활동하기 위한 요소인데, 아침에 이런 상태라면 업무에 집중하기까지 시간이 많이 소요되고 하루 종일 머리가 멍해서 쾌적한 생활을 보내기 어려워진다.

여러분은 아침에 상쾌한 기분으로 눈뜨지 못해도 어쩔 수 없다며 포기하고 있지는 않은가? 하지만 수면을 연구하면 아침에 일어나기 힘든 데에도 다 이유가 있다는 사실을 알 수 있다. 이번 장 마지막에 아침에 상쾌하게 눈뜰 수 있는 알람 설정 비법을 공개하겠다.

〈그림 1-19〉는 수면 중의 리듬을 그래프로 나타낸 것이다. 59쪽에 실은 그래프(그림 1-13)와 같지만, 지금부터는 '수면 주기'에 주목해보자.

그래프를 보면 렘수면과 비(非)렘수면이 반복되고 있는 것을 확인할 수 있다. 먼저 비렘수면이 찾아온 다음 렘수면이 찾아오는데, 이

【그림 1-19】 수면리듬

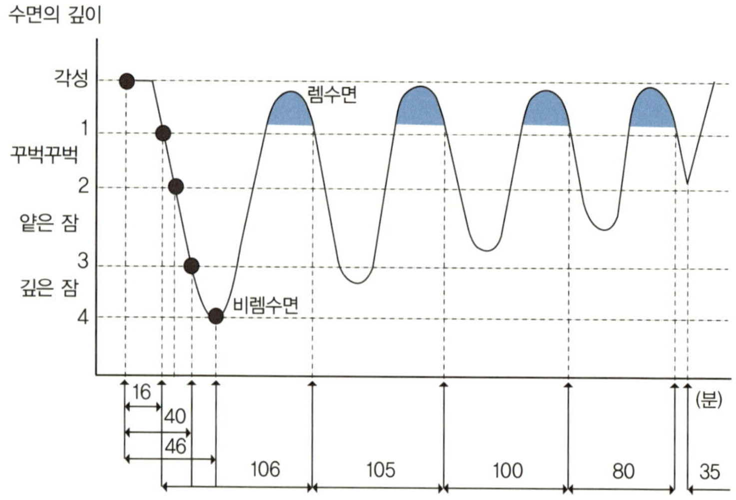

※N=147, 실험 횟수 399회, 피험자 평균 나이 29.6세/ Source: Sleep disorders Center. Stanford University

를 '수면주기'(혹은 수면단위)라고 부른다. 사람은 하룻밤에 약 4~5회 렘수면과 비렘수면을 반복하므로 수면주기가 하룻밤에 4~5회 있다고 생각하면 된다.

이번에는 렘수면과 비렘수면의 차이에 대해 알아보자.

비(非)렘수면은 주로 뇌를 쉬게 해서 회복시키는 수면이다. 비렘수면이 일어나는 동안 두뇌는 휴식하면서 원래 상태로 회복하는 데 집중한다. 다만 비렘수면에도 깊은 수면과 얕은 수면이 있다. 알람 소리에 맞춰 일어나기에 더 적합한 것은 수면의 깊이가 1단계, 2단계인 얕은 비렘수면일 때다. 이 단계에서는 외부 소리가 귀에 들어오고, 잠에서 깨자마자 바로 몸을 일으킬 수 있다.

한편 수면의 깊이가 3단계, 4단계인 비렘수면은 곧바로 일어날 수 없는 깊은 수면에 해당한다. 이때 고막을 파고드는 알람 소리에 억지로 몸을 일으키면 강렬한 졸음이 여전히 남아서 머리가 멍해진다. 알람 소리에 일어났는데 개운하지 않고 몸이 무거운 이유는 깊은 비렘수면 상태일 때 깼기 때문일 것이다.

반면 렘수면은 뇌의 일부가 활성화된 상태의 수면이며, 보통 이때 꿈을 꾼다. 수면 중인데도 뇌의 일부가 깨어 있기 때문에 '역설수면'이라고 부르기도 한다. 렘수면일 때 뇌는 각성에 가까운 상태다. 이렇게 이야기하면 '그럼 렘수면일 때 깨는 것이 제일 좋지 않을까? 하고 생각하는 사람이 있을지도 모르겠다. 하지만 렘수면일 때는 우리 몸의 근육이 완전히 이완되어 있다. 이때 뇌만 갑자기 깨버리면 흔히 말하는 '가위눌림'(수면마비) 현상을 겪기도 한다.

요컨대 일어나기 제일 좋은 시점은 비렘수면과 렘수면으로 된 수면주기가 한 번 끝나고 그다음 비렘수면으로 들어가는 1단계, 2단계일 때다.

| 수면주기를 기준으로 생각하기 |

그러면 사람은 언제 수면의 깊이가 1단계, 2단계인 얕은 비렘수면에 들어가는 것일까?

〈그림 1-19〉를 다시 봐주기 바란다.

비렘수면과 렘수면으로 된 수면주기는 한 번 도는 데 대체로 90~120분 정도 걸린다. 그리고 3회, 4회 등 횟수를 거듭할수록 걸리는 시간이 조금씩 짧아지며, 비렘수면의 비율이 줄어드는 대신 렘수면의 비율이 커진다.

이러한 수면주기에는 개인차가 있으므로 가능하면 잘 때 머리맡에 시계를 둬서 깰 때까지의 시간을 측정하는 것이 좋다. 수면주기를 기준으로 자신에게 가장 적합한 기상 시간을 파악하는 것이야말로 개운한 아침을 맞이하는 비결이다.

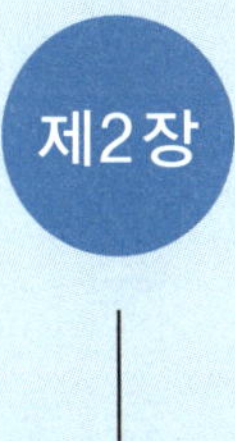

일상이 충만해지는
수면지식

달콤한 숙면과 상쾌한 아침을 위하여

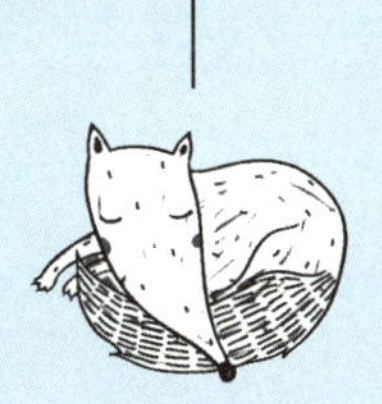

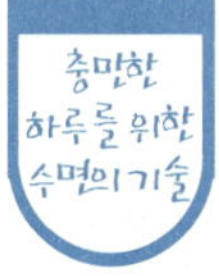

1

수면의 질과 건강을 생각한다면
너무 밝은 방은 'No!'

빛과 수면의 관계에 대한 흥미로운 이야기가 있다.

홀로 오사카(大阪)에 내려가 일하는 사토 씨(佐藤, 56세 남성)의 사례다. 사토 씨는 집이 도쿄에 있어서, 주말마다 가족을 만나러 도쿄에 갔다가 일요일 밤늦게 오사카의 맨션으로 돌아왔다. 도쿄에서 오사카로 돌아올 때는 고속열차인 신칸센을 이용하기도 하고 비행기를 탈 때도 있었는데, 그러다가 사토 씨는 문득 한 가지 사실을 깨달았다.

'비행기로 돌아오면 잠을 잘 자는데, 신칸센을 타고 오면 잠을 설친다'는 것이다.

그 주요 원인은 신칸센과 비행기의 밝기 차이 때문으로 짐작된다.

실제로 계측해본 결과 신칸센 노조미('희망'이라는 뜻의 급행열차로 그만큼 가격도 비싸다.-역주)의 밝기는 일반석이 530럭스(lux), 특등석인 그린석이 400럭스(lux)였다. 그에 비해 조명을 어둡게 하고 운항하는 비행기 마지막 편의 밝기는 30~130럭스(lux)에 불과했다. 이렇게 밝기의 차이가 잠을 좌우하는 셈이다.

| 밤에 빛을 받는 시간 |

밤이 되면 잠자는 인간의 메커니즘에 빛이 관여하고 있다는 사실을 다시 떠올려보자.

우리는 멜라토닌이 분비되면 졸린다고 했다. 그리고 멜라토닌의 분비는 빛과 강한 관계가 있다고도 설명했다. 앞에서 말했듯 멜라토닌은 빛의 자극을 받으면 분비가 억제되고, 어두워졌을 때 분비되기 시작한다.

아침에 잠에서 깨어나 빛이 눈으로 들어오면 체내시계가 리셋(reset) 된다. 한낮에는 밝은 햇빛 때문에 멜라토닌의 분비가 억제되었다가 밤에 분비가 시작되고 서서히 체온이 내려가 졸음이 밀려온다. 그런데 이때 강한 빛의 자극이 들어오면 다시 멜라토닌의 분비가 억제되어 버린다.

그런데 도대체 얼마만큼 강한 빛을 받아야 멜라토닌의 분비가 억제될까?

예전에는 멜라토닌의 분비에 영향을 미치려면 2,500럭스(lux) 이상의 강한 빛이 필요하다고 했었다. 그런데 최근 연구에 의해 300럭스(lux) 정도의 빛이라도 장시간 계속 받으면 멜라토닌의 분비가 억제된다는 사실이 밝혀졌다.

【그림 2-1】 멜라토닌을 억제하는 최소 밝기

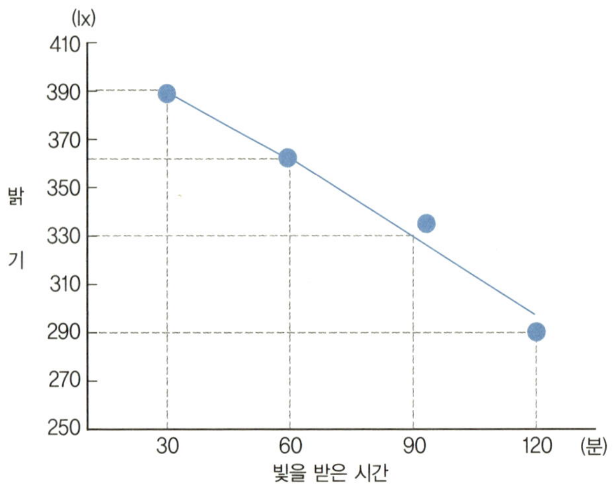

* Aoki H, et al., Neurosci.Lett. 252, 1998

〈그림 2-1〉은 멜라토닌 분비가 억제되는 최소 밝기와 그 빛을 받은 시간의 관계를 나타낸 그래프다. 290럭스(lux)의 빛이라도 120분(2시간) 정도 받으면 멜라토닌의 분비가 억제된다. 또 390럭스(lux)는 30분 쬐면 멜라토닌 분비가 억제되어 버린다.

신칸센 노조미 그린석으로 도쿄에서 오사카까지 이동하는 동안 계속 잡지를 읽는다고 가정하면 약 400럭스(lux)의 빛을 두 시간 넘게 받는 셈이다. 또 일반석을 이용했다면 530럭스(lux)를 2시간 넘게 쬐는 셈이니, 사토 씨는 이런 이유로 멜라토닌의 분비가 억제되어 신칸센을 탄 날 밤 잠을 잘 자지 못했던 것으로 보인다.

과도하게 밝은 조명

우리가 평소에 생활하는 실내의 밝기도 마찬가지다.

일본은 거실 조명이 약간 밝은 것을 선호하는 편이다. 큰 형광등이 천장 한가운데 달려 방 전체를 환하게 밝히는 종류의 조명은 밝기가 500~700럭스(lux) 정도 된다.

본래 밤은 곧 어둠이었다. ‘휘영청 밝은 보름달이 뜬 밤’이라고 해도 0.2럭스(lux)밖에 되지 않는다. 그런데 지금은 밤이 지나치게 밝아졌다.

참고로 내가 조도계를 이용해 측정한 결과 밤 7시 무렵 슈퍼마켓

의 밝기는 1,800럭스(lux), 밤 11시 편의점의 밝기는 1,600럭스(lux)
였다.

요컨대 멜라토닌의 분비가 활발해서 자연스레 잠자리에 들 수 있
도록 우선은 방이 너무 밝지 않게 조명을 어둡게 하는 것이 좋다.

그리고 또 한 가지, 형광등은 백색 계열보다 주황색 계열을 추천
한다. 밝기뿐 아니라 빛의 파장도 수면과 관련 있기 때문이다.

백색 계열 형광등에 많이 포함된 청색 파장은 멜라토닌의 분비를
저하하는 것으로 밝혀졌다. 어떤 조사에 의하면 일본 가정의 약
80%가 주로 백색 계열의 밝은 형광등을 실내조명으로 쓰고 있다고
한다. 그러나 질 좋은 수면을 위해서는 전구색이 살짝 어두운 편이
좋다.

| 인간 본연의 생활 |

조금만 더 빛과 수면 이야기를 해보려고 한다.

밤이 지나치게 밝아졌음을 알려주는 데이터가 하나 있다.

〈그림 2-2〉는 극지방에 거주하는 주민의 출생 수를 달별로 정리
한 그래프다. 가로축은 달, 세로축은 그 달에 태어난 신생아 수를 나
타냈다.

【그림 2-2】북대서양 극지방 주민의 일 년간 출생 수 변화

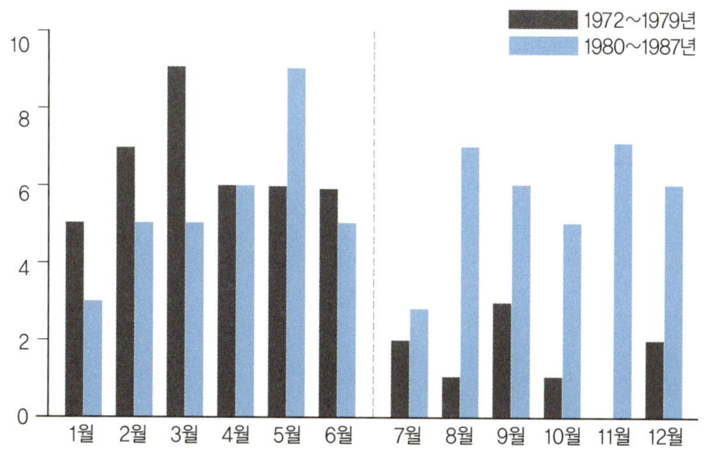

＊ Condon RG: Birth Seasonality, photoperiod, and social change in the central Canadian arctic. Human Ecology 19:287321,1991

1972~1979년 막대그래프를 보기 바란다. 1~6월에 비해 7~12월에 출생 수가 확실히 적지 않은가? 그중에서도 11월은 출생수가 무려 0이다. 극지방의 겨울은 식량이 부족해 모유도 잘 나오지 않는 힘든 생활환경이다. 그런 혹독한 계절보다는 식량이 풍부해지는 늦봄이나 초여름에 아기가 태어나야 훨씬 건강하게 자랄 수 있다. 그래서 겨울철 임신은 자연스레 억제된 듯하다. 실제로 옛날부터 극지방의 여성은 겨울철에 생리를 하지 않았다고 한다. 이러한 작용에도 멜라토닌이 관여하고 있다.

멜라토닌은 수면을 촉진하는 효과 이외에도 성적 성숙을 억제하는 작용을 한다. 극지방의 겨울은 태양이 떠 있는 시간이 짧고 밤이 긴 계절이다. 이렇게 겨울철에는 빛이 적은 만큼 더 많은 멜라토닌이 분비되어 생식활동을 억제한다고 추측할 수 있다.

이번에는 〈그림 2-2〉의 1980~1987년 막대그래프를 보자. 앞과 달리 1~6월 출생 수와 7~12월 출생 수에 큰 차이가 없지 않은가? 어째서 그럴까?

여러 가지 원인이 있겠지만 제일 큰 요인 중 하나는 밤의 빛, 즉 전등 때문인 듯하다. 원래 극지방의 밤은 칠흑같이 어두웠고 불빛이라고는 거의 보이지 않았다. 그런데 문명의 파도가 밀려들어와 전기가 보급되면서 밤이 밝아지게 되었다. 빛 때문에 멜라토닌의 분비가 억제된 것이 영향을 미쳤을지도 모르겠다.

이는 비단 극지방 주민에 한한 이야기가 아니다. 시민강좌 수강생을 대상으로 똑같은 조사를 한 적이 있었다. 거수 방식으로 교실에 모인 수강생의 출생 월을 집계했던 것이다. 50세 이상과 49세 이하로 분류해서 조사했는데, 그 결과는 다음과 같다.

【50세 이상】

1~6월생 : 31명 / 7~12월생 : 14명

【49세 이하】

1~6월생 : 26명 / 7~12월생 : 21명

50세 이상은 1~6월생이 7~12월생보다 배로 많았다. 1955년 이전에 태어난 이 세대는 고도경제성장기 이전 출생자까지 포함하고 있다. 일본의 밤도 여전히 어두웠던 시대였다.

한편 49세 이하는 출생 월에 차이가 별로 없었다. 극지방 주민의 경우와 마찬가지로 전기가 보급되면서 계절이 바뀌어도 밤의 밝기가 일정해져서 그런 것이 아닐까?

| 건강과도 관련 있는 멜라토닌 |

사실 멜라토닌의 분비는 단순히 수면뿐 아니라 전체적인 몸 건강에도 중요한 역할을 맡고 있다. 한 예로 멜라토닌은 항암 작용도 한다고 보고된 바 있다.

지구의 탄생은 약 46억 년 전이라고 하는데, 35억 년 전부터 지구상에 존재했던 남세균(藍細菌·Cyanobacteria)은 멜라토닌을 가지고 있다. 지구에 대기가 형성된 것이 약 23억 년 전인데, 대기의 근원이 되는 산소를 바다 속으로 방출한 것이 바로 남세균이다. 그런데 산소는 어떤 사소한 계기 때문에 독성이 강한 활성산소가 되어버린다. 활성산소로부터 남세균을 지켜주는 것이 바로 밤에 분비되는 멜라토닌이다. 말하자면 멜라토닌에는 활성산소 등 유해물질을 제거하는 작용이 있는 것이다.

선진국에서 야간근무를 하는 여성은 개발도상국 여성에 비해 유방암 발병률이 4배 이상 높다는 보고가 있다. 아마도 야간 조명 때문에 멜라토닌의 분비가 억제되는 것이 유방암 발병률과 관련 있는 듯하다.

어쨌든 낮같은 도시의 밤에는 멜라토닌 분비가 억제되기 쉽다. 인공위성이 촬영한 지구의 밤을 보면 불빛 때문에 대륙이 밝게 빛나 그 생김새를 확인할 수 있을 정도다

깨어 있어서 불을 켜는 것일까, 아니면 불을 켰기 때문에 잠을 못 자는 것일까? 적어도 여러분의 방만큼은 어두운 전구 조명을 켜서 질 좋은 수면을 취할 수 있게 하면 어떨까?

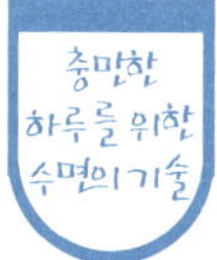

난방 침구
과학적으로 이용하기

추운 겨울밤 전기담요를 덮고 자다 보면 한밤중에 눈이 떠질 때가 있다. 아키타(秋田)에 사는 내 지인도 가을이 깊어갈 무렵이 되면 전기담요를 꺼내는데 "잠은 잘 오지만 중간에 잘 깬다"라고 했다.

하지만 문제는 전기담요를 써서가 아니다. 올바르게 사용한다면 전기담요를 덮고도 얼마든지 아침까지 푹 잘 수 있다.

그러면 지금부터 질 좋은 수면을 위해 전기장판이나 전기담요 등 난방 침구를 과학적으로 이용하는 방법을 알아보도록 하자.

| 냉증과 잠의 관계 |

전기담요 문제를 해결하려면 우선 수면과 체온의 관계를 이해할
필요가 있다.

〈그림 2-3〉은 수면의 깊이와 체온에 대해 조사한 결과를 그래프
로 정리한 것이다. 그래프 상부에 표시된 수면의 깊이는 제일 위가
각성(깨어 있는 상태)이고 아래로 내려갈수록 깊은 수면이다. 이 경
우에는 밤 12시부터 아침 8시 전까지 자고 있다.

【그림 2-3】 체온과 수면의 깊이

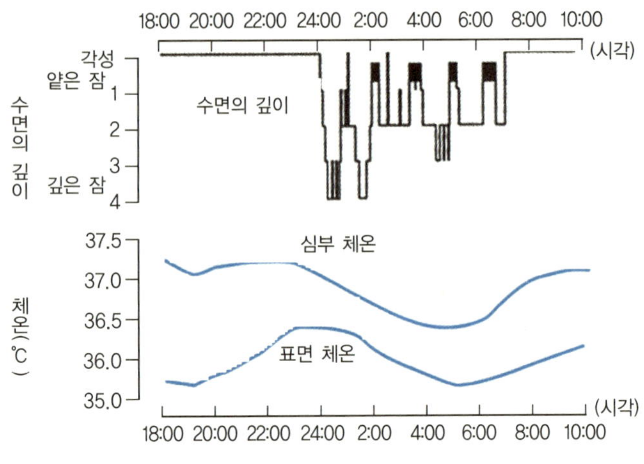

* 우치야마 마코토(内山真), 2000년에 변경

한편, 체온은 심부 체온과 표면 체온으로 분류해 측정한다. 심부 체온이란 몸속 깊은 부분의 체온이다. 뇌의 온도도 여기에 해당한다. 수면은 뇌를 쉬게 하는 역할을 하므로 수면 중일 때 뇌는 온도가 내려간다. 마치 낮에 계속 달려 뜨거워진 자동차 엔진을 밤에 식히는 것처럼 말이다.

그래프를 보면 잠이 든 밤 12시부터 심부 체온이 내려가기 시작한다. 그래서 새벽 5시 무렵에 가장 낮고 그 후로 다시 오르기 시작한다. 이는 잠에서 깨기 위한 준비다.

그러면 표면 체온은 어떨까? 수면 중에는 심부 체온과 마찬가지로 새벽 5시 무렵이 제일 낮으며 그 후로 다시 올라가는데 잠들기 전인 밤 8시부터 체온이 올라가기 시작한다.

이게 도대체 어떻게 된 일일까? 어째서 같은 몸인데도 차이가 발생하는 것일까?

사실은 손가락, 발가락으로 열이 방출되었기 때문이다. 그러면서 심부 체온을 내리고 잠들기 위한 준비를 한다. 아기가 잠들면 손발이 따뜻해지는데 이것도 똑같은 메커니즘이다.

냉증이 있는 사람이 쉬이 잠들지 못해 수면부족에 빠지기 쉽다고 하는 것 역시 마찬가지다. 냉증은 손발 끝이 차가운 증상이다. 말초 모세혈관이 수축해 열이 방출되지 않는 바람에 손가락, 발가락의 온도가 올라가지 않는 것이다. 그래서 냉증이 있는 사람은 심부 체온을 잘 내리지 못 해서 잠드는 데 어려움을 느낀다.

그런데 손발이 차다고 해서 한밤중에 전기담요를 켜고 잔다면 어떻게 될까? 담요가 너무 따뜻한 나머지 몸에서 열을 내보내기가 쉽지 않아, 수면 중에도 심부 체온이 내려가지 않는다. 전기담요를 켜고 잤을 때 도중에 잘 깨는 이유는 심부 체온이 내려가지 않아 수면이 얕아진 것이 원인이다.

| 전기담요를 덮어도 한밤중에 깨지 않는 방법 |

그렇다면 손발이 시린 겨울밤에는 어떻게 해야 좋을까?

나는 전기담요를 다음과 같이 활용하길 권하고 싶다. 자기 전에 전기담요의 전원을 켜서 잠자리를 충분히 따뜻하게 한 후 잘 때는 전원을 끄는 것이다. 그 이유는 이제 잘 알고 있지 않은가?

위와 같이 하면 잠자리가 따뜻해서 거부감 없이 자리에 누울 수 있다. 그리고 졸음이 밀려올 때쯤에는 전기담요의 온도도 서서히 내려가므로 심부 체온이 정상적으로 내려가 깊은 수면을 취하게 된다.

전기담요나 전기장판 이외에도 겨울밤에 난로 등을 사용해 방을 따뜻하게 만들고 자는 사람이 있는데, 거듭 말하지만 너무 따뜻하면 수면 방해로 이어지기 쉽다. 타이머나 실온조절 기능을 이용해서 온도를 조절하기 바란다. 졸음이 찾아오는 이후의 시간대에는 기온을 높이지 않는 것이 중요하다.

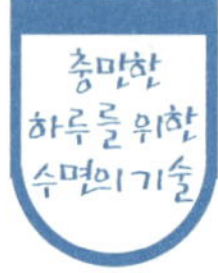

3

한밤중에 깨지 않는
생활의 기술

잠을 청하려고 노력하면 할수록 도리어 정신이 더 말똥말똥해지는 경험은 여러분도 한두 번쯤 해봤을 것이다. 고민이 있거나 스트레스가 많을 때는 더욱 그렇다. 하지만 우리 몸은 더 나은 활동을 위해 저절로 몸과 뇌의 기운을 되찾도록 설계되어 있다. 그것이 바로 수면이다. 따라서 잠은 언젠가 반드시 찾아온다.

나는 일찍 잠자리에 누워 자려고 억지로 노력하기보다는 졸릴 때 누우라고 조언하고 싶다. 하지만 그렇게 해도 잠들지 못하는 사람도 많이 있다. 그런 경우는 대부분 잠자리에 들기 전 자신도 모르게 수면을 방해하는 행동을 했기 때문이다.

잠이 오게 하려면 체온을 내리는 것이 중요하다고 앞에서 이야기했다. 그 중에서도 특히 뇌와 내장기관 등 몸속 깊은 곳의 심부 체온이 내려가야 한다.

그런데 우리는 하루 일정의 마지막에 반드시 저녁 식사를 하지 않는가? 체내에 음식물이 들어가면 소화시키기 위해 위와 장 등 내장기관이 활발하게 움직이기 시작하고 심부 체온이 상승한다.

질 좋은 수면을 위한 첫 번째 충고는 저녁 식사 시간에 주의를 기울이는 것이다.

지금까지 〈그림 1-12〉(54쪽)와 〈그림 2-3〉(96쪽)에서 살펴보았듯 잠잘 준비를 하는 밤에는 생체리듬에 의해 체온이 내려가기 시작하므로 그전에 저녁 식사를 끝마치는 것이 이상적이다. 그렇지 않고 늦은 밤에 음식물을 섭취하면 모처럼 내려가기 시작한 체온이 도로 상승하게 되어, 잠잘 준비를 하는 몸의 메커니즘이 흐트러진다. 특히 야식은 '잠 못 드는 밤'을 부르는 요인 중 하나이기도 하다.

또 질 좋은 수면을 취하려면 저녁 식사 후 땀이 살짝 날 정도로 가벼운 운동을 하는 것이 효과적이다. 다만 어디까지나 가벼운 운동 선에서 멈추는 것이 중요하다. 앞에서 다룬 퇴근길 헬스클럽의 사례를 다시 떠올려보자. 늦은 시간에 힘든 운동을 하면 오히려 체온이 올라가 잠들기 힘들어지므로 조심해야 한다.

최근에는 다이어트를 한다고 습관적으로 밤에 달리거나 걷기 운동을 하는 사람도 흔히 찾아볼 수 있다. 하지만 이 역시 너무 과하면 체온이 상승해 수면을 방해하게 된다.

좀처럼 잠이 오지 않는 밤에는 그 날 잠자리에 들기 전에 시간을 어떻게 보냈는지 한번 떠올려보는 것도 좋겠다. 밤늦게 식사나 운동을 했다는 등의 어떤 원인을 찾으면 수면 습관을 바로잡을 때 참고할 수 있다.

요컨대 저녁을 늦지 않게 먹은 다음 가벼운 운동으로 하루를 마무리하는 규칙적인 생활리듬이 이상적이다. 다만 퇴근 시간이나 운동 시간을 생각하면 현실적으로 실천하기 힘들지도 모르겠다. 그런 상황이라면 체온과 수면의 관계, 수면을 방해하는 최악의 행동을 잘 알아두는 것으로도 충분하다고 생각한다.

밤 9시 이후의 식사나 힘든 운동을 피하는 것만으로도 잠자리가 한결 편안해질 것이다.

거듭 말하지만, 잠은 반드시 찾아오게 되어 있다. 그러니 자야지, 자야지 하고 지나치게 의식하거나 초조해하지 말자.

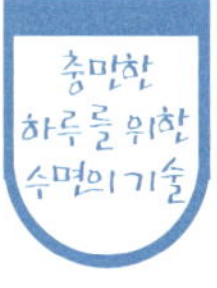

숙면으로 이어지는
식사의 기술

어떻게 하면 쾌적하게 잠잘 수 있는지 다양한 각도로 연구한 결과 식사의 내용도 수면과 깊은 관계가 있다는 사실이 밝혀졌다. 음식에 따라 수면이 좌우되는 셈이다.

그러면 어떤 점에 주의해서, 무엇을 먹어야 좋을까?

| 트립토판이 멜라토닌을 생성한다 |

우리가 잠이 오는 두 가지 이유는 피곤해지면 졸음을 느끼게 되는 요소(항상성)와 무의식중에 새겨진 체내시계 때문이라고 앞에서 설명했다. 그리고 체내시계에 의한 졸음은 몸에 졸음을 유발하는 호르

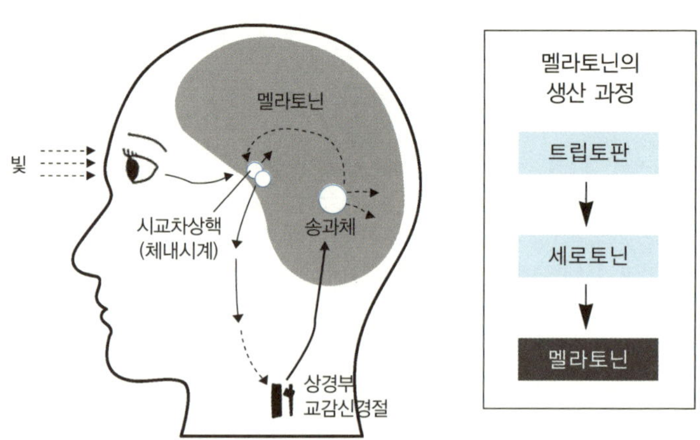

* 수면학 강좌 「쾌적한 삶과 수면학(快適ライフと 睡眠學)」중에서

몬 멜라토닌이 분비되면서 컨트롤된다고 했었다.

그런데 멜라토닌은 어떻게 생성될까?

멜라토닌의 원료는 트립토판(Tryptophane)이라는 물질이다. 뇌내 혈관에서 송과체로 보내진 트립토판은 일단 세로토닌(Serotonin)이라는 물질로 바뀐 후 다시 멜라토닌이 된다(그림 2-4).

트립토판은 아미노산 중 하나다. 아미노산은 체내에서 합성할 수 있는 것과 합성할 수 없는 것이 있다. 체내에서 합성할 수 없는 아미노산을 전문용어로 필수아미노산(또는 불가결아미노산)이라고 부르는데, 트립토판은 이 필수아미노산의 일종이다. 즉, 체외에서 섭취

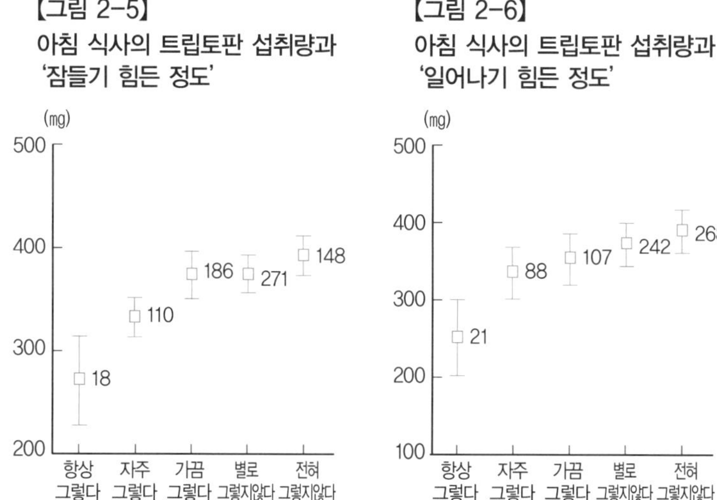

＊ 고치(高知) 대학 교육학부, 하라다 데쓰오(原田哲夫) 제공

하는 것 말고는 트립토판을 형성할 방법이 없다. 그러므로 식사가 정말 중요하다는 것이다.

〈그림 2-5〉는 트립토판의 섭취와 '잠들기' 의 관계에 대해 유아 약 600명을 대상으로 벌인 조사다. 아침에 섭취한 트립토판의 함유량에 따라 밤에 '잠들기 힘든 정도' 가 어떻게 다른지 비교했다. 그래프를 보면 항상 혹은 자주 잠들기 힘들다는 유아는 트립토판 섭취량이 낮다. 특히 '항상 그렇다' 고 대답한 경우는 섭취량이 가장 낮다.

〈그림 2-6〉 역시 트립토판과 수면에 대해 동일한 방법으로 조사한 결과다.

이번에는 아침에 섭취한 트립토판의 양과 '잠에서 깨어나기'의 관계에 대해 알아보았는데, 역시 늘 일어나기 힘들다고 대답한 유아는 트립토판 섭취량이 가장 낮다.

이러한 조사를 봐도 트립토판의 적절한 섭취가 쾌적한 수면으로 이어진다는 사실을 확인할 수 있다.

| 트립토판이 많은 식사 |

트립토판을 많이 함유한 식품으로는 콩 가공품, 유제품, 견과류, 생선, 육류, 달걀, 바나나 등이 있다(그림 2-7).

육류 100g에 포함된 트립토판은 205mg이다. 육류의 1회 평균 섭취량이 100g이므로 트립토판 205mg을 섭취할 수 있다. 생선에도 100g에 215mg의 트립토판이 포함되어 있어, 생선 평균 섭취량 100g당 트립토판 215mg을 섭취할 수 있다. 또 낫토 100g에도 245mg의 트립토판이 함유되어 있는데, 낫토의 평균 섭취량은 40g으로 적은 편이어서 트립토판은 98mg밖에 섭취할 수 없다. 이렇게 생각하면 육류와 생선이 트립토판 섭취에 최적의 식품이라는 사실을 알 수 있다.

그러면 트립토판을 언제 섭취하면 좋을까?

육류의 경우 위에서 장까지 운반되어 소화·분해되면서 트립토판

【그림 2-7】 각 식품의 트립토판 함유량과 섭취량

	100g당 트립토판 함유량	평균섭취량	트립토판 섭취량
달걀	180mg	50g	90mg
육류	205mg	100g	205mg
우유	45mg	100g	45mg
채소	20mg	100g	20mg
탄수화물	105mg	100g	105mg
쥬스	2mg	100g	2mg
낫토	245mg	40g	98mg
김	150mg	10g	15mg
생선	215mg	100g	215mg
건어물	530mg	10g	53mg
커피류	30mg	100g	30mg
일본식 된장	125mg	20g	25mg

※ 굵은 글자는 트립토판이 많이 함유된 것.
　고묘 도시하루(五明紀春), 하세가와 교코(長谷川恭子) 공저 『아미노산&지방산 조성표マミノ酸&脂肪
　酸組成表)』, 여자영양대학(女子營養大學)출판부, 1993

이 체내에 흡수될 때까지의 시간을 생각하면 아침에 섭취하는 것이
바람직하다.

　2008년에 스코틀랜드를 방문했을 때 조식으로 스테이크가 나오
는 것을 보고 깜짝 놀랐던 기억이 있는데, 수면이라는 관점에서 보
면 그야말로 이상적인 조식이 아닐 수 없다. 우리는 대개 스테이크
를 저녁에 먹는 음식이라고 생각하는 면이 있는데, 낮에 활발하게
움직이고 밤에 잠자는 인간의 행동으로 미루어보면 먹은 후에 잠잘
일만 남은 저녁에는 육류가 별로 필요하지 않다.

그렇다고 해서 당장 내일 아침부터 매일 육류와 생선을 많이 먹는 식생활로 바꾸는 것은 비현실적이다. 게다가 아침 자체를 거르거나 불규칙적인 가정도 많을 것이다.

그러니 평소에 먹는 아침을 떠올려보자. 만약 당신이 밥을 위주로 먹는다면 미역 된장국, 콩, 멸치볶음 등을 반찬으로 먹어서 트립토판 섭취를 늘리면 된다. 두부, 달걀 등도 함께 먹는다면 트립토판 섭취량은 더욱 늘어나게 될 것이다. 육류나 생선만큼은 아니라도 트립토판이 어느 정도 함유된 식품을 의식적으로 섭취하는 것이 중요하다.

또 아침에 주로 빵을 즐긴다면 햄, 달걀, 참치와 우유, 치즈, 요구르트 등의 유제품을 섭취하면 좋다. 이렇게 아침 메뉴를 조금만 궁리해도 트립토판을 적절하게 섭취할 수 있다. 두 가지보다는 네 가지라는 식으로 메뉴 늘리기에 신경 쓰는 것도 좋겠다.

한편, 트립토판은 아직 해명되지 않은 부분이 많은 물질이어서 건강보조식품 등으로 섭취하는 것은 그다지 추천하지 않는다. 어디까지나 균형 잡힌 식사로 섭취하도록 하자.

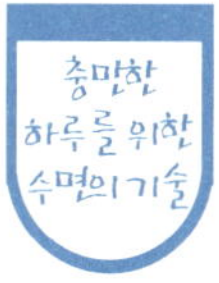

5

수면부족은
대사 증후군의 원인

지금까지 비만의 주요 원인으로 과식이나 운동부족이 거론되었다. 그런데 수면과 비만 사이에도 인과관계가 성립한다는 사실이 최근 연구를 통해 밝혀졌다.

| 수면부족이 비만으로 이어지는 이유 |

〈그림 2-8〉은 도야마(富山) 대학 연구팀이 10년에 걸쳐 수면과 비만의 관계를 조사한 결과를 그래프로 정리한 것이다. 3세 때의 수면시간과 10년 후인 중학교 1학년 때의 비만 경향을 비교했다.

그래프를 보면 3세 때 수면시간이 '11시간 이상'인 경우와 '10~

11시간'인 경우 둘 다 10년 후에 비만이 될 확률이 똑같다. 이 부분을 1로 잡으면 '9~10시간'은 1.2배, '9시간 미만'은 1.6배나 비만이 될 확률이 높아진다.

수면시간은 사람에 따라 차이가 있지만, 유아의 경우 생리적으로 필요한 수면시간은 보통 10~12시간이라고 한다. '9시간 미만'이면 원래 필요한 수면시간보다 부족한 셈이다.

그런데 어째서 수면부족이 되면 비만이 될 위험이 증가하는 것일까? 그 이유 중 하나로 수면부족에 의해 운동량이 적어져서 에너지 소비량이 줄어든다는 점을 들 수 있다. 많은 이가 잠이 부족할 때 몸이 무거워졌던 느낌을 한두 번쯤 받아 보았을 것이다.

【그림 2-8】 3세 때의 수면시간과 비만의 관계

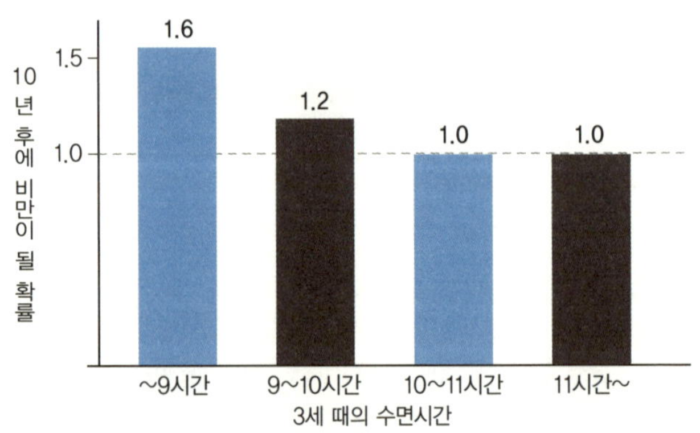

* 도야마 대학 의학부, 세키네 미쓰카즈(関根道和) 교수 제공

그러한 상태가 만성이 되면 몸을 움직이기가 점점 귀찮아지고 비만으로 이어지는 것이다.

한편 최근 연구에 의하면 수면부족과 비만의 메커니즘에 렙틴(Leptin)과 그렐린(Ghrelin)이라는 두 가지 호르몬이 관여하고 있다고 한다.

건강한 20대 남성을 대상으로 이 두 가지 호르몬과 수면시간의 관계를 조사한 실험이 있다. 하루에 10시간 수면을 취한 경우와 하루에 4시간만 수면을 취한 경우 각각 호르몬의 혈중 농도를 측정했다.

먼저 렙틴은 4시간 수면의 경우 10시간 수면에 비해 혈중 농도가 18%나 떨어졌다. 수면시간이 적으면 렙틴 분비가 줄어드는 것이다. 렙틴은 지방 세포에서 분비되는 호르몬으로 체지방량을 뇌에 알려 식욕과 대사를 조절하는 작용을 한다. 다시 말해서 렙틴이 분비되면 '식욕이 억제' 되는 셈이다. 그런데 수면부족에 빠지면 렙틴의 분비가 저하된다. 그 결과 과잉된 식욕을 억제하는 작용이 약해지면서 먹고 싶다는 충동이 강해진다.

또 렙틴에는 대사 촉진 기능도 있다. 대사란 근육과 내장기관이 칼로리(에너지)를 소비하는 것을 말한다. 대사가 원활하면 특별한 운동 없이도 많은 칼로리가 소비된다. 그런데 수면부족으로 렙틴 분비가 줄어들면 칼로리를 소비하는 대사의 작용이 촉진되지 못해 살찌기 쉬워지는 것이다.

한편, 또 다른 호르몬인 그렐린 역시 비만과 깊은 관계가 있다. 그렐린은 4시간 수면의 경우 10시간 수면에 비해 혈중 농도가 28%나 상승했다. 수면 시간이 적으면 그렐린의 분비가 늘어나는 셈이다.

그렐린은 위에서 분비되는 호르몬으로 '식욕 증진' 작용을 한다. 다시 말해서 수면부족에 빠져 그렐린의 분비가 늘어나면 식욕이 강해진다. 참고로 그렐린은 공복 시나 스트레스를 느낄 때도 분비가 늘어난다고 알려져 있다. 따라서 독자들도 짐작하겠지만 수면부족이 되면 렙틴과 그렐린의 동시 작용으로 식욕이 늘어나고 대사가 저하된다.

| 비만에 많은 수면무호흡증후군 |

수면부족과 비만의 관계는 그것으로 끝이 아니다. 비만이 되면 수면의 질이 저하될 가능성이 높아진다. 그리고 수면의 질적 저하가 비만을 더욱 촉진하는 악순환으로 이어지는 것이다.

'수면무호흡증후군'이라는 질병이 있다. 수면 중 시간당 5회 이상의 무호흡이나 저호흡이 발생하고, 낮에 졸음이 밀려오는 등의 증상이 있으면 수면무호흡증후군을 의심해봐야 한다.

수면무호흡증후군의 원인은 여러 가지가 있는데, 특히 비만이 주된 원인이다.

사실 비만은 외형상 보이는 배와 얼굴뿐 아니라 호흡이 지나는 통로에도 지방이 붙는다. 비강과 구강이 안쪽에서 합쳐지는 부분을 상기도라고 하는데(71쪽 그림 1-17 참조), 코로 들어온 공기가 상기도를 따라 폐로 이동한다. 비만이 되면 이 부위에도 지방이 붙어 공기가 지나갈 공간이 좁아진다. 그래서 코를 골게 되고, 심하면 수면 중에 일시적 호흡 정지 상태가 일어나게 된다.

이렇게 되면 당연히 수면의 질이 떨어지고, 수면부족에 빠진다. 수면부족이 되면 렙틴 분비가 줄어들고 그렐린 분비가 늘어나면서 식욕이 증가하기만 할 뿐이다.

또한 비만이 더욱 진행되면 수면의 질이 더 떨어져서, 더욱 심한 수면부족을 초래하는 것이다. 실제로 수면무호흡증후군이 의심되어 검사받은 환자 중 남성의 40%가 대사 증후군이었다.

이러한 악순환에 빠지지 않기 위해서라도 질 좋은 수면을 취해 건강한 삶을 살아야 하지 않을까?

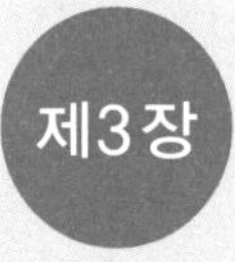

수면의 질을 높이는 7가지 습관

지금까지와는 다른 수면을 위하여

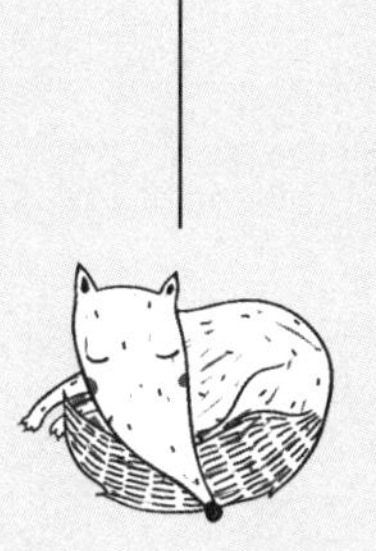

제1장과 제2장에서 수면에 관한 기초지식을 거의 다 소개했다. 다만 실제 사례를 토대로 소개했으므로 전체상이 잘 보이지 않았을지도 모르겠다.

그래서 이번 장에서는 수면의 질을 높이기 위해 필요한 지식을 '7가지 생활습관'으로 정리했다.

① '자는 시간'보다 '일어나는 시간'에 신경 쓰기

② 커튼을 10cm 정도 열어두고 자기

③ 아침과 점심 식사 거르지 않기

④ TV 뉴스는 아침에 보기

⑤ 밤늦게 식사할 때는 최대한 적게 먹기

⑥ 졸릴 때 눕기

⑦ 그래도 잠이 안 올 때 유용한 스트레칭

여기서 ⑦ 스트레칭은 처음 등장하는 내용이지만, 나머지는 독자들도 이제 잘 이해하시리라 생각한다. 그래서 요점만 간략하게 설명하도록 하겠다.

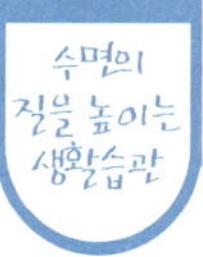

‘자는 시간’ 보다
‘일어나는 시간’에 신경 쓰기

‘일찍 자고 일찍 일어나기’는 예로부터 부모가 자녀에게 가르치는 미덕 중 하나다. 물론 이는 수면리듬을 생각할 때 이상적인 생활습관임이 분명하다.

그런데 사실 ‘일찍 자고 일찍 일어나기’라는 말의 의미를 착각하고 있는 사람이 많다.

거듭 말하지만, 사람이 졸리게 되는 데에는 두 가지 요인이 있는데 하나는 ‘피로로 인한 졸음’(항상성)이고 다른 하나는 ‘체내시계에 의한 졸음’이다. 실은 그중 ‘체내시계’에 대해 설명을 생략한 부분이 있었다.

【그림 3-1】 빛에 의한 체내시계의 리셋(Reset) 효과

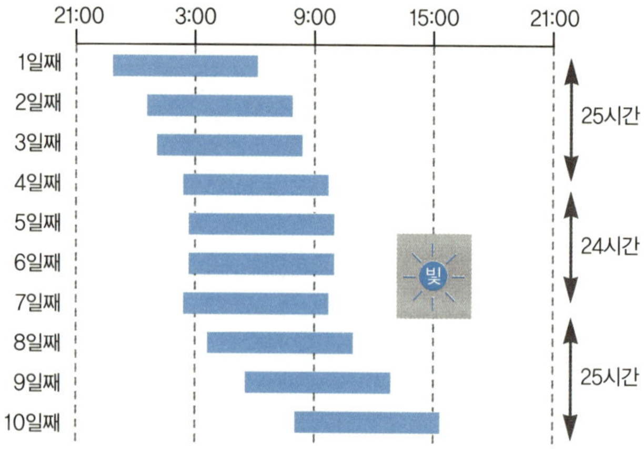

* 수면학 강좌 『쾌적한 삶과 수면학(快適ライフと 睡眠學)』중에서

바로 사람의 체내시계가 25시간 주기의 리듬을 갖는다는 사실이다.

하지만 우리는 25시간이 아닌 24시간 주기로 생활한다. 그래서 만약 매일 하루 한 번 햇빛을 받아 체내시계를 리셋(Reset)하지 않으면 어떻게 되는지 지금부터 알아보도록 하겠다.

〈그림 3-1〉을 보자.

이 그래프는 빛에 의한 체내시계의 리셋 효과를 검증한 실험 데이터다. 그래프의 가로축은 밤 9시(21시)에서 다음 날 밤 9시(21시)까지의 시간 경과를 나타내었다. 총 10일분을 기록했으며, 검은 막대부분이 수면 중인 시간대다.

피험자는 1일부터 4일째까지 아침에 일어났을 때 빛을 받지 못하고 그대로 어두운 방 안에 있었다.

자, 결과가 어떠한가? 수면시간이 조금씩 뒤로 밀리는 현상을 확인할 수 있지 않은가? 이는 빛에 의한 리셋이 일어나지 못하면서 25시간 주기로 체내시계의 리듬이 새겨진 것이다.

5일째부터 7일째까지는 햇빛을 받았다. 그러자 수면시간이 다시 일정해졌다. 그런데 8일째 이후로 다시 햇빛을 차단했더니 수면시간이 또 뒤로 밀리기 시작했다.

이처럼 인간은 아침에 일어나 햇빛을 받으면서 '지금부터 하루가 시작된다'고 체내시계를 리셋 해 밤에 찾아오는 졸음을 통제하고 있다.

즉, 규칙적인 생활을 하려면 규칙적으로 체내시계를 리셋하는 것이 중요하다. 아무리 '일찍 자야지' 하고 결심해도 리셋 시각이 그때그때 달라지면 졸음이 밀려오는 시각도 시시각각 달라져 규칙적인 생활을 보낼 수 없다. 아침 늦게까지 잔 날에는 밤에 '일찍 자려고' 노력해도 좀처럼 잠이 오지 않는다. '일찍 자고 일찍 일어나기' 보다는 오히려 '일찍 일어나고 일찍 자기'로 말을 바꾸는 편이 오해를 줄이는 길일 것이다.

　요컨대 규칙적인 수면 습관을 들이기 위해서는 체내시계의 리셋 시각, 즉 '일어나는 시간'에 주의해야 한다.

　가령 전날 밤, 업무나 접대 등으로 늦게 자게 되었다고 하더라도 다음 날 아침 평소대로 일어나면 그날 밤은 자연히 졸음이 밀려와 규칙적인 생활 리듬을 되찾을 수 있다.

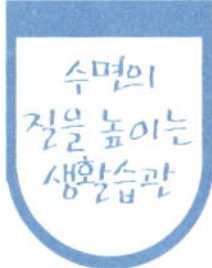

2

방의 커튼을
10cm 정도 열어두고 자기

여기서 말하는 커튼이란 빛을 차단하는 차광 커튼을 가리킨다. 사실 가장 이상적인 모습은 침실 커튼을 완전히 걷은 채로 자는 것이다.

그러나 도시에서 여성 혼자 사는 경우는 방범 상 침실 커튼을 열고 자는 것이 무리일 때도 있다. 그래서 10cm라고 표현했는데, 10cm보다는 15cm, 15cm보다는 30cm라는 식으로 조금이라도 더 넓게 열어두는 편이 좋다. 무엇보다 중요한 것은 잠자리에 아침 햇살이 들어오도록 하는 일이다.

시민강좌 수강생을 대상으로 다음과 같은 설문조사를 한 적이 있었다.

침실에 차광 커튼이 있는지 묻고, 만약 차광 커튼을 사용한다면 아침에 잘 일어나는 편인지 아니면 일어나기 힘든지 알아본 조사다. 그 결과는 다음과 같다.

【차광 커튼 사용】

잘 일어난다 : 7명 / 일어나기 힘들다 : 9명

【차광 커튼 사용 안 함】

잘 일어난다 : 17명 / 일어나기 힘들다 : 8명

차광 커튼을 사용하고 있는 경우 잘 일어나는 사람과 일어나기 힘들어하는 사람 수에 큰 차이가 없었다. 반면 차광 커튼을 사용하지 않는 경우에는 한눈에 보기에도 잘 일어나는 사람이 훨씬 많다. 그 이유는 아침 햇살 때문이다.

인간은 햇빛을 받으면 잠에서 깰 준비를 시작한다. 자고 있어도 우리는 햇빛을 느낄 수 있다. 빛의 자극이 뇌에 전달되면 교감신경이 자극받으면서 호흡기관, 순환기관, 소화기관이 활동을 시작하고 체온도 올라간다. 또 얼굴과 척추의 항중력근(抗重力筋 · antigravity muscle, 중력을 이겨내고 서 있게 하는 근육 −역주)이

흥분한다. 이렇게 빛의 자극에 의해 몸이 일어날 준비를 시작하기 때문에 기분 좋게 잠에서 깨어나는 것이다. 알람보다는 햇빛을 받으며 자연스럽게 일어나는 것이 훨씬 이상적이다.

또 아침 햇살에 의해 체내시계가 리셋되는데 차광 커튼이 쳐져 있으면 빛을 받을 수 없다. 그래서 수면 리듬이 무너져 아침에 일어나기 힘들어지고 수면부족이 된다는 사실은 이미 앞에서 여러 번 말한 대로다.

가령 당신이 아침 6시에 일어난다고 하자. 당신은 차광 커튼이 쳐진 방에서 아침을 먹고 출근 준비를 하고 7시에 집에서 나온다. 그러면 그제야 겨우 빛을 받은 체내시계가 아침이 왔음을 알게 된다.

한편 휴일에도 차광 커튼을 걷지 않는다면 어떻게 될까? 오전에 계속 차광 커튼을 쳐둔 채 방에서 있으면 수면 시간이 점점 더 크게 어긋나버린다. 그런데 월요일에는 다시 아침 6시에 일어나 출근해야 하니, 수면부족 상태가 더 심각해질 것이 불 보듯 뻔하다.

침실의 차광 커튼은 적어도 10cm 정도는 열어 두어(가능하면 최대한 많이 열기) 아침에 햇살이 들어오도록 하는 습관을 들이자.

수면 클리닉을 찾은 환자 중에도 침실의 차광 커튼을 없앤 후 수면이 개선된 사례가 무척 많다.

만약 커튼을 열고 잘 수 없는 환경이라면 일어나기 30분 전부터 서서히 밝아져 기분 좋게 일어나게 유도하는 조명이 있으니(반대로 서서히 어둡게 만들어 잠을 유도하는 조명도 있다) 꼭 활용해보기 바란다.

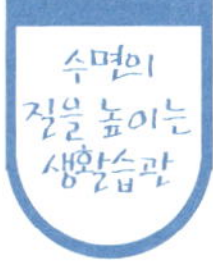

3

아침과 점심 식사
거르지 않기

앞에서 수면 조절에 깊이 관여하는 호르몬 중에 멜라토닌이 있다고 했었다. 멜라토닌의 원료는 트립토판이라는 사실도 말이다. 그런데 트립토판이 곧바로 멜라토닌이 되는 것은 아니다. 우선 세로토닌으로 바뀐 후 다시 멜라토닌이 된다.

세로토닌은 '활력의 원천'이라고도 불리는데, 이것이 분비되면 축 처졌던 기분이 긍정적으로 바뀌고 의욕이 생기며 그 밖에도 정신 안정, 진정, 진통(鎭痛) 효과가 있다.

〈그림 3-2〉는 영유아의 트립토판 섭취량과 짜증에 대해 조사한 결과다.

막대그래프 부분을 보면 트립토판을 많이 섭취할수록 '사소한 일에 짜증내는' 현상이 줄어들고 있다. 이는 트립토판이 포함된 식사를 함으로써 세로토닌이 생산된 결과로 보인다.

꺾은선 그래프는 위로 갈수록 아침형, 아래로 갈수록 저녁형을 의미한다.

아침형 인간은 체온이 밤에 내려가고 아침에 올라간다. 이른바 '일찍 자고 일찍 일어나는' 종달새 유형이다. 반대로 저녁형 인간은 밤에 체온이 내려가거나 아침에 체온이 상승하는 것이 더딘 이른바 '늦게 자고 늦게 일어나는' 올빼미 유형이다. 이러한 체온 변화에도 개인차가 있다.

그래프를 보면 트립토판 섭취량이 많고 '사소한 일에 짜증내는' 일이 적은 사람일수록 아침형 생활을 보낸다는 사실을 알 수 있다.

〈그림 3-3〉은 마찬가지로 '우울함'에 대해 조사한 결과다. 기분이 자주 처지는 경우는 트립토판 섭취량이 적으며, 저녁형이다. 요컨대 트립토판 섭취가 적은 영유아일수록 화내거나 우울해하는 등 기분 변화가 나타나기 쉽다는 것이다.

이를 성인에 대입해 생각해보자. 핵심은 아침에 트립토판을 섭취하는 것이다. 그러면 낮에 트립토판이 뇌에서 세로토닌으로 바뀌어 사람의 기분을 긍정적이고 밝게 만들고, 활발한 활동을 돕는다. 세

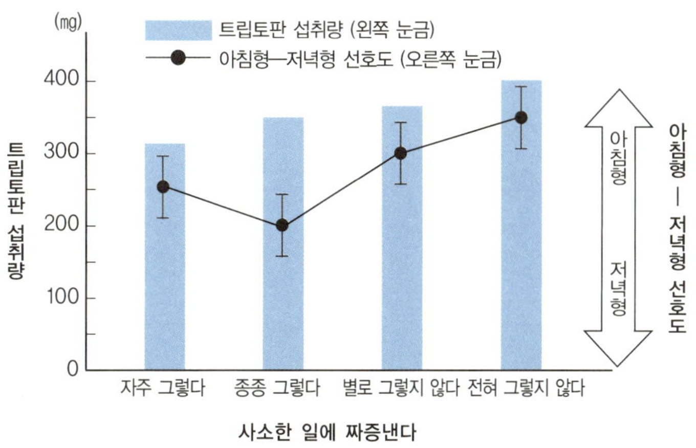

【그림 3-2】
영유아가 '사소한 일에 짜증내는' 빈도와 트립토판 섭취량의 관계
(mg)
트립토판 섭취량 (왼쪽 눈금)
아침형—저녁형 선호도 (오른쪽 눈금)
400
300
200
100
0
트립토판 섭취량
자주 그렇다
종종 그렇다
별로 그렇지 않다
전혀 그렇지 않다
사소한 일에 짜증낸다
아침형
저녁형
아침형 — 저녁형 선호도

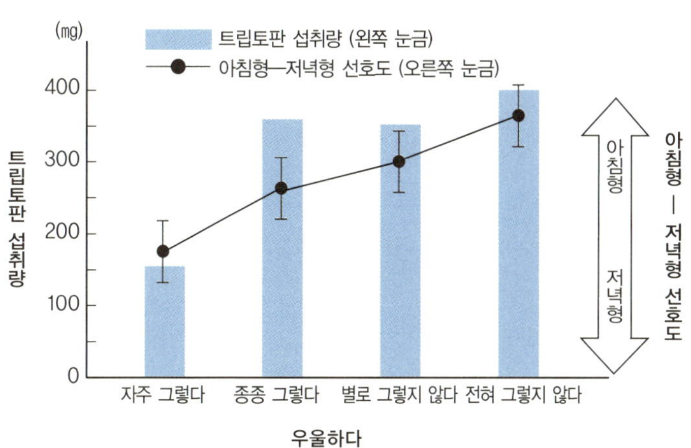

【그림 3-3】
영유아의 '우울한' 빈도와 트립토판 섭취량의 관계
(mg)
트립토판 섭취량 (왼쪽 눈금)
아침형—저녁형 선호도 (오른쪽 눈금)
400
300
200
100
0
트립토판 섭취량
자주 그렇다
종종 그렇다
별로 그렇지 않다
전혀 그렇지 않다
우울하다
아침형
저녁형
아침형 — 저녁형 선호도

로토닌은 우울증이나 신경증에도 효과가 있다고 볼 수 있다.

게다가 낮에 활발히 활동하면 알맞은 피로가 찾아와 밤에 수면을 취하기 쉬워진다. 또 밤이 되면 세로토닌이 멜라토닌으로 바뀌어 수면을 촉진한다.

아침과 점심을 적절하게 섭취하면 수면의 긍정적인 순환으로 이어진다(트립토판이 많이 함유된 식재료는 107쪽 참조). 시간에 쫓기기 쉬운 현대사회지만, 아무리 바쁘더라도 아침과 점심은 꼭 챙겨 먹도록 하자.

4

텔레비전 뉴스는
아침에 보기

우리는 매일 정치, 경제, 국제 정세, 사건·사고, 스포츠 등 다양한 뉴스를 확인한다. 밤에 귀가하면 텔레비전을 틀어 뉴스를 시청하는 사람도 많을 것이다.

그런데 밤에 보는 텔레비전이 수면을 방해하는 요인 중 하나라는 사실을 알고 있는가?

수면 클리닉을 찾아 진료 받은 다나카 씨(田中, 70세 남성)의 예를 소개해보겠다. 다나카 씨는 밤 10시경에는 잠자리에 들지만 잠을 잘 이루지 못하고 새벽에 한두 번은 꼭 깨는 만성 수면부족에 시달렸다. 상담하면서 나는 그가 자기 전에 텔레비전을 시청한다는 사실을 알고 자기 전에는 텔레비전을 보지 말라고 당부했다. 그러자 다나카 씨는 텔레비전을 보지 않은 바로 그날부터 잠이 잘 오고 아침까지 숙면을 취할 수 있었다.

밤에 텔레비전을 보면 뇌가 활성화되어 수면을 방해한다.

휴대전화와 컴퓨터도 마찬가지다. 특히 화면이 작은 휴대전화의 경우 메일을 보내는 등 이리저리 만지면 뇌 내 교감신경의 지배가 강해진다. 그러면서 뇌가 흥분하고 마음이 불안정해지는 것이다.

또 텔레비전과 휴대전화, 컴퓨터 등의 화면 불빛을 보면 잠자기 위해 생리적 변화를 일으키는 멜라토닌의 분비가 억제되어 수면을 방해하는 면도 있다.

밤에 텔레비전을 보면 수면의 질이 떨어지는 것은 이와 같은 이유 때문이다.

그러니 밤에는 조명이 그리 밝지 않은 방에서 마음을 안정시키는 습관을 들이도록 하자.

오히려 아침에 텔레비전, 휴대전화, 컴퓨터를 보면 뇌가 활성화되므로 업무 효율도 더 오르지 않을까?

5

밤늦게 식사할 때는
최대한 적게 먹기

　밀린 업무로 집에 늦게 돌아온 바람에 늦은 저녁을 먹는 사람이 많을 것이다. 통근 시간이 길어지면 귀가 후 식사 시간이 아무래도 늦어지기 마련이다.

　하지만 이렇게 밤늦은 시간의 식사는 수면 방해의 원인이 된다. '배가 부르면 졸리다'는 생각은 착각에 불과하다. 그러므로 부득이하게 저녁 식사가 늦어질 때는 최대한 적게 먹는 습관을 들여야 한다.

　밤늦은 식사가 수면을 방해하는 이유는 앞에서 설명한 대로 체온과의 관계 때문이다.

음식물을 섭취하면 위와 장이 활발히 활동하며 소화를 돕는다. 그리고 그 과정에서 체온이 올라간다. 몸이 잘 채비를 하는 시간대에 식사를 하면 내장기관이 활동하면서 수면 준비를 방해해버리는 것이다.

식사 때문에 올라간 체온이 다시 내려가려면 일정 시간이 필요하다. 그래서 수면에 들어갈 시간이 늦어지고 결과적으로 수면 시간이 짧아진다. 조깅 등 운동에 의한 체온 상승도 마찬가지다.

또 뜨거운 물로 샤워하는 것도 체온이 상승하면서 수면을 방해한다. 샤워는 취침하기 조금 전에 38~40℃의 미지근한 물에서 20~30분 정도 천천히 하는 것이 좋다.

밤늦은 시간에 식사를 많이 하거나 운동하기, 뜨거운 물로 목욕하기는 수면에 방해된다는 사실을 부디 명심하기 바란다. 식사는 아침에 든든히 먹고 밤에는 조금만 먹는 것이 바람직하다.

6

졸릴 때 눕기

잠드는 시간은 자기 마음대로 통제할 수 없다. 그런데도 많은 사람은 '자야지, 어서 자야 해' 하고 지나치게 의식하다가 도리어 수면 리듬을 무너뜨리고 불면증에 빠지고 만다.

자야 된다는 한 가지 생각에 의식을 집중하면 교감신경의 지배가 강해지면서 흥분 상태에 빠져버린다. 교감신경의 지배가 강해지면 심장 등 내장기관이 긴장하면서 몸이 각성 상태가 되는 것이다.

〈그림 3-4〉는 자기 전에 '안정적인 상태'였을 때와 '흥분 상태'였을 때의 수면을 비교하기 위해 '수면의 깊이'와 '심장 박동 수'를 조사한 그래프다.

【그림 3-4】 취침 전 상태에 따라 달라지는 수면의 깊이

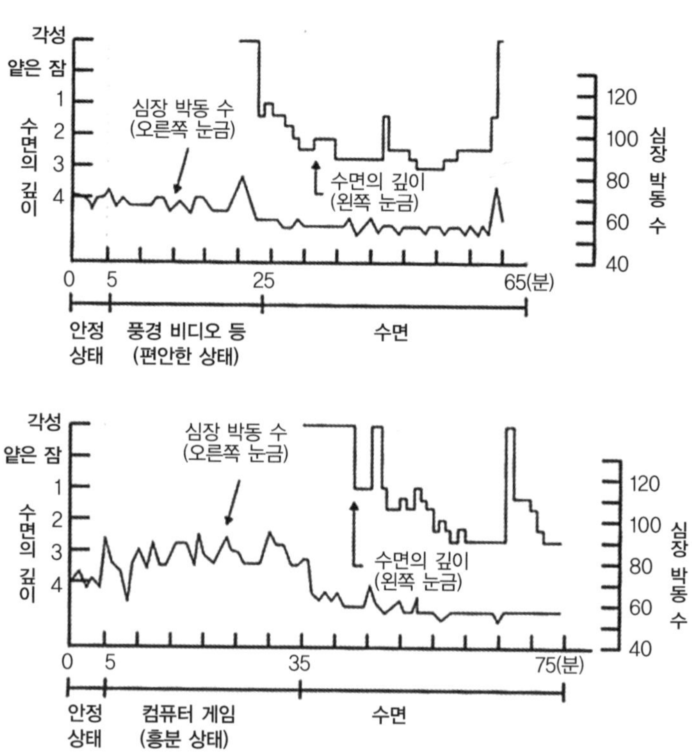

위 그래프는 풍경 비디오를 봐서 '안정된 상태'로 있다가 수면에 들어간 경우다. 그리고 아래 그래프는 컴퓨터 게임을 해서 '흥분 상태'로 있다가 수면에 들어간 경우다.

두 가지를 비교하면 '안정된 상태' 쪽이 수면에 들 때까지의 시간

이 짧고 심장 박동 수도 안정적이라는 사실을 알 수 있다.

'흥분 상태'에서는 수면에 들 때까지의 시간이 '안정된 상태'에 비해 긴데 심장 박동 수도 빠르고, 수면에 들고 나서도 중간에 몇 번인가 깨버린다. 이처럼 자기 전에 '흥분 상태'로 있으면 수면의 질에도 부정적인 영향을 미치는 셈이다.

불면증으로 고민하고 있다면 잠이 오기 전에 누워서 '자야지' 하고 생각하지 말고, 졸릴 때 비로소 눕는 습관을 들이도록 하자.

잠이 잘 오지 않아도 초조해 할 필요는 전혀 없다. 인간은 '체내시계' 그리고 피곤해지면 잠이 오는 '항상성'의 동시 작용에 의해 반드시 언젠가는 졸리게 되어 있다.

만약 밤늦게까지 잠이 오지 않아도 너무 걱정하지 말자. 다음 날 아침 평소에 일어나는 시간에 일어나기만 하면 체내시계는 규칙적인 리듬을 다시 갖게 되니까 말이다.

'침대에 눕는 것은 졸음이 밀려온 후'라는 것을 명심하기 바란다.

그래도 잠이 안 올 때
유용한 스트레칭

졸음을 느껴 자리에 누웠건만 막상 잠이 안 왔던 경험도 다들 한 두 번쯤 있지 않은가? 그럴 때는 다시 일어나 심신을 안정시키는 것이 중요하다.

이런저런 고민은 졸음을 쫓는 원인이 된다. 고민을 하게 되면 뇌에서 부신 피질 자극 호르몬(Corticotropin)이라는 스트레스 호르몬이 분비되고, 온몸의 내장기관과 근육이 스트레스에 맞서 싸울 준비를 시작한다. 그러면 심장 박동 수가 올라가고 근육으로 가는 혈류가 늘어난다. 그 결과 졸음이 점점 더 달아나버리는 것이다.

부신 피질 자극 호르몬이 잘 분해되면 분해 산물이 수면을 촉진한

【그림 3-8】 자기 전 스트레칭

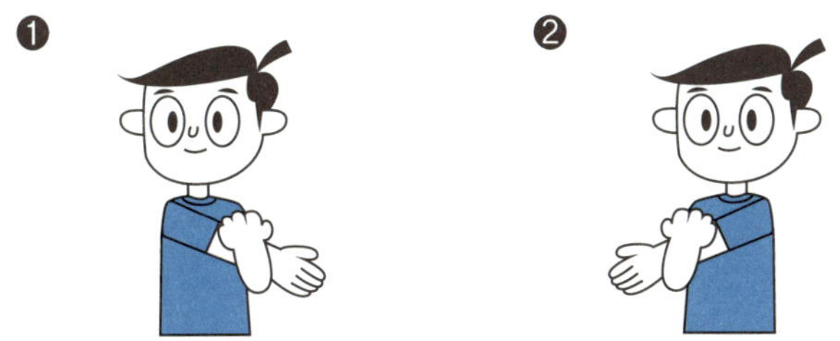

❶, ❷ : 가슴 앞쪽에서 왼손으로 오른쪽 팔꿈치를 잡고 왼쪽으로 눌러준다. 이때 상반
신은 움직이지 않고 얼굴도 정면을 향해야 한다. 반대쪽도 똑같이 해보자.

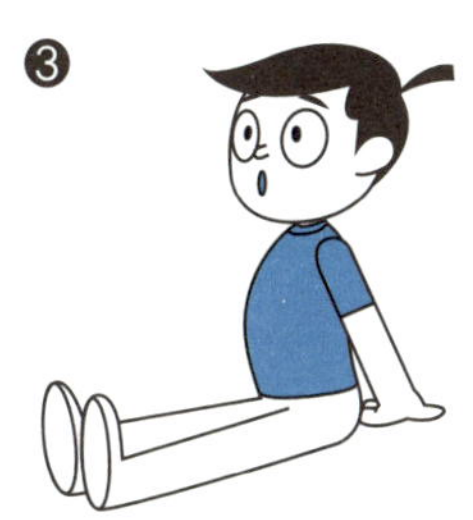

앉아서 두 다리를 앞으로 쭉 편 다음 두
손을 뒤쪽으로 모으고 가슴을 앞으로 활
짝 펴준다.

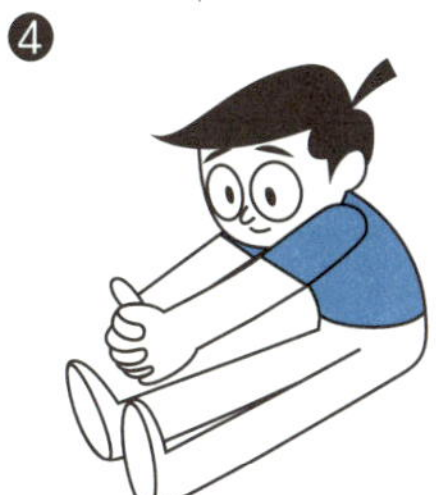

앉아서 두 다리를 앞으로 쭉 편 다음 두
손을 앞쪽으로 모으고 허리를 천천히 숙
여 스트레칭 한다.

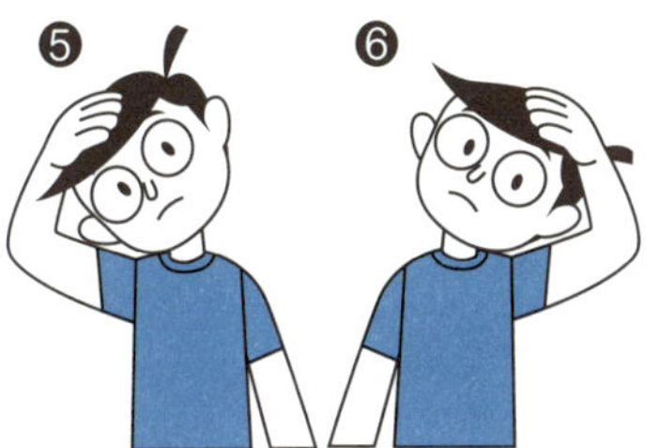

❺, ❻ : 오른손으로 머리 왼쪽을 잡고
오른쪽으로 눌러 스트레칭 한다. 반대쪽
도 마찬가지다.

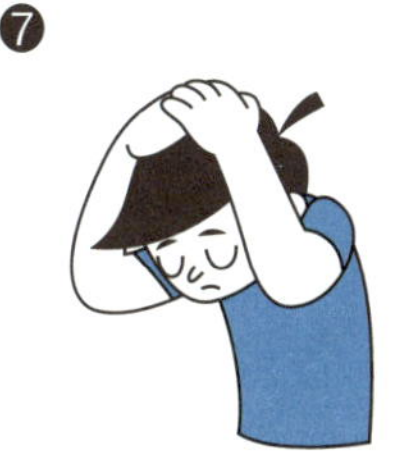

두 손을 뒤통수에 가져가 깍지 낀 다음
머리를 앞으로 눌러 스트레칭 한다.

다. 불면증에 시달리는 사람은 보통 유연성이 나쁘고 어깨가 잘 뭉치는 경향이 있다. 그래서 안정을 위한 스트레칭을 몇 가지 소개 하겠다.

앞 페이지에 나오는 7가지 스트레칭을 1부터 20까지 천천히 헤아리면서 따라 해보자(그림 3-8). 각각 화살표로 표시한 부분이 늘어나는 것을 의식하면서 스트레칭 하면 효과적이다.

가능하면 매일 잠자기 전에 스트레칭을 해서 심신을 안정시키는 습관을 들이길 권한다.

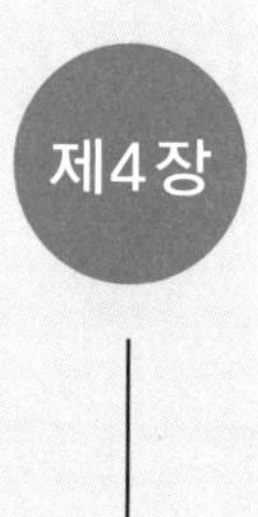

주요 수면질환

병의 정체를 몰라 고통 받는 이를 위한
수면지식

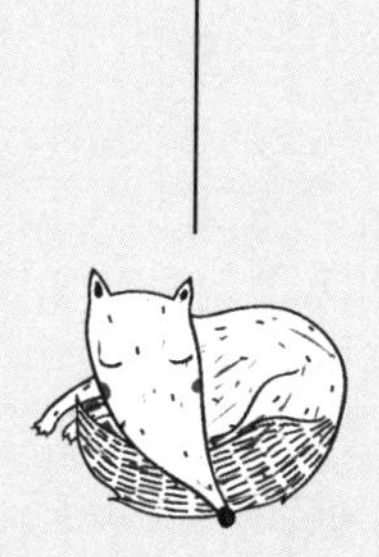

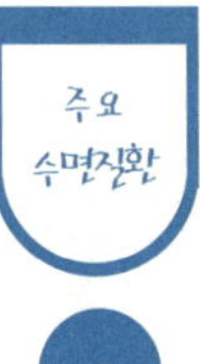

현대인의 필수 고민, 수면

이번 장에서는 수면에 관한 질병에 대해 알아본다.

수면과 연관된 질병의 종류는 총 107가지가 있다. 생각보다 많다는 생각이 들지 않는가? 이 중에는 '수면무호흡증후군'과 같이 방치하면 생명과 직결되는 질병도 포함되어 있다.

또 이 107가지 중 어느 한 병에 걸렸는데 본인이 잘 모르고 있는 경우도 있다. 한낮에 늘 꾸벅꾸벅 졸거나 몸이 무겁고 집중이 잘 안 되며 사소한 일에도 짜증이 나는 등 수면장애가 이런 증상의 원인이 되는 경우가 적지 않다.

지금부터 대표적인 수면질환에 대해 증상 중심으로 살펴보겠다.

해당사항이 있는 독자라면 의사를 찾아 상담 받기를 권한다.

| 렘수면 행동장애(REM sleep behavior disorder, RBD) |

먼저 지케이카이의과대학(慈恵会醫科大學)의 이토 요(伊藤洋)교수에게 들은 이야기부터 소개하겠다.

한 70대 여성이 수면 검사를 위해 잠들어 있던 도중 갑자기 이불 아래로 발버둥을 치고 "와앗!" 하는 소리를 냈다. 검사 기사가 여성을 깨워 이야기를 들어보니, 꿈속에서 농구를 했는데 멋지게 드리블해서 슛을 성공시키고 막 기뻐하던 참이었다는 것이다.

또 다른 60대 남성 다카하시(高橋) 씨의 경우에는 자다가 갑자기 벌떡 일어서기도 하고 소리를 지르는 등 기이한 행동을 보였다고 한다. 처음에는 일 년에 한 번 정도였지만, 3년 전부터는 한 달에 3번으로 늘어났다. 횟수가 늘어남에 따라 기이한 행동도 더 심해져 처음에는 이불 위에서 수영하는 동작을 보이더니, 나중에는 가구에 머리를 쾅 부딪치기도 하고 심할 때는 창문을 깨서 피를 흘려 한밤중에 소동이 벌어진 적도 있었다. 다카하시 씨가 이러한 행동을 벌일 때마다 아내가 깨워 겨우 일어나는데, 정신이 들면 역시 꿈을 꾼 것을 자각하고 있었다.

이 두 가지 사례는 모두 렘수면 행동장애에 해당한다.

보통 꿈꿀 때는 뇌가 부분적으로 활발하게 활동한다. 다만 그때는 근육이 이완되어 꿈속에서 하는 행동을 실제로 하지 않도록 제어하고 있다.

고양이 그림을 보며 생각해보자(그림 4-1). 비렘수면이 얕은 단계일 때는 근육의 긴장이 조금 남아 있어서 잠에서 깼을 때 곧바로 움직일 수 있다. 하지만 렘수면일 때는 신체 근육이 완전히 이완된 상태다. 뇌의 일부가 활성화되는데 근육이 움직인다면 꿈에서 하는 행동을 몸이 실제로 똑같이 하게 되어 위험할 수 있기 때문이다.

【그림 4-1】 고양이의 자세와 수면

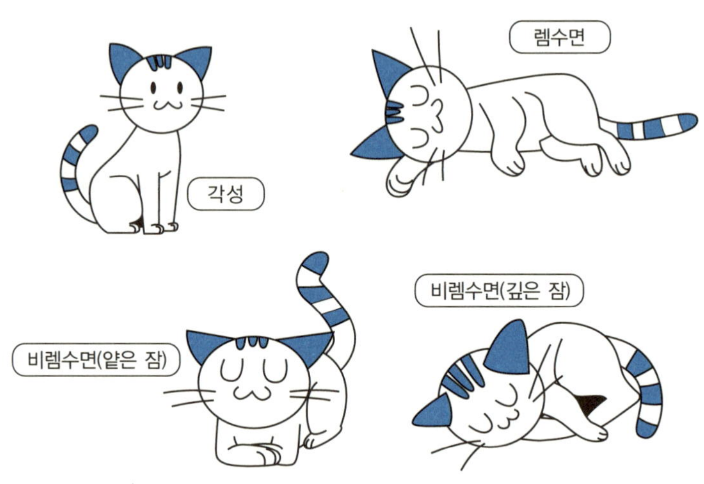

그런데 렘수면 중이라고 해도 고령자이거나 파킨슨병 등 신경계통 질환을 앓는 사람은 제어가 완전히 이루어지지 않고 근육을 움직이는 스위치가 켜지기 때문에 꿈의 내용에 따라 몸이 움직이는 경우가 있다. 이것이 바로 렘수면 행동장애다.

이 질환은 보통 성인이 된 후에 발병하고, 환자 대부분은 60세 이상의 남성이다. 고령자의 약 0.5%가 렘수면 행동장애를 앓는다고 보고되고 있다.

그 중에는 곰과 사투를 벌이는 꿈을 꾸는 바람에 옆에서 잘 자고 있는 아내에게 폭력을 휘두른 사례도 있다. 농구 시합에서 슛을 성공시킨 여성의 경우처럼 즐거운 꿈이라면 괜찮지만, 대체로 무서운 꿈을 꾸면서 몸이 행동하므로 뭔가를 때리거나 부딪치는 등 다치는 경우가 많다.

이 증상은 단계적으로 심화될 가능성이 높아서, 처음에는 가벼운 잠꼬대 정도로 그치지만 점점 손발을 움직이게 되고 나중에는 몸을 아예 일으켜 소동을 부리게 된다. 꿈을 꾸는 것이기 때문에 몸을 흔들거나 큰 소리로 불러 깨워서 행동을 멈추게 할 수 있다.

렘수면 행동장애에 대처하려면 우선 다치지 않도록 침실의 안전을 확보해야 한다. 바닥에 떨어지는 사고를 막기 위해 침대보다는 매트를 깔아 낮은 곳에서 자는 것이 좋고, 잠자리 주변에는 가구 등을 놓지 않도록 한다. 그리고 개선 완화에 도움이 되는 처방약도 있으므로 침실의 안전 확보와 동시에 수면 클리닉이나 신경과를 찾아가도록 하자.

이 질병은 파킨슨병 등 신경계통 질환의 전구증상일 때가 많으므로 전문의와 꼭 상담하기를 권한다.

| 기면증(Narcolepsy) |

대학생 구미(久美) 씨는 중학생 때부터 한낮에 참을 수 없는 졸음을 느꼈다. 밤에 충분히 수면을 취하는데도 불현듯 강렬한 졸음이 몰려와 수업 중에도 꾸벅꾸벅 조는 일이 다반사였다. 그래서 친구들에게 '잠자는 공주' 라고 놀림 받은 괴로운 기억이 있다. 또 친구와 왁자지껄 수다 떨며 까르르 웃다가 갑자기 다리 힘이 풀릴 때가 있었고, 막 잠든 순간 가위에 눌리거나 악몽을 꾸기도 했다. 구미 씨는 1박 2일간 수면 검사와 피검사를 받은 결과 기면증이라는 수면질환 진단을 받았다.

기면증은 10대 중반 무렵에 잘 발병하는데, 500~1,000명에 한 명꼴로 일어난다. 일본 내 환자는 약 20만 명으로 추정하고 있다.(우리나라도 2012년 기준, 약 8만여 명의 기면증 환자가 있는 것으로 집계되고 있다.-역주)

　1999년에 발표된 보고에 의하면 오렉신(Orexin)이라는 뇌내물질이 없어지면서 기면증이 생긴다고 알려졌다. 그러나 왜 오렉신이 없어지는지는 아직 해명되지 않은 상태다.

　기면증의 증상에는 개인차가 있는데, 기면증이라도 짧은 가수면을 취하면 그 후 졸음이 어느 정도 완화될 때가 많아서 규칙적인 생활과 가벼운 낮잠으로 증상에 대처하는 사람도 있다.

　현재는 졸음에 효과적인 약이 처방되고, 졸음을 객관적으로 측정하는 검사도 있다.(우리나라의 경우 기면증을 진단하는 '수면다원검사'는 아직 보험 대상에 포함되지 않는다.-역주)

　낮에 꾸벅꾸벅 졸고, 기쁘거나 깜짝 놀랐을 때 갑자기 몸에서 힘이 빠져나가는 증상(脫力發作·탈력발작)'이 있다면 기면증일 가능성이 있다. 이러한 증상이 나타나면 혼자서 고민하지 말고 전문의와 상담하도록 하자.

| 수면무호흡증후군(Sleep Apnea Syndrome) |

　2003년 2월 일본 오카야마(岡山) 역에 도착한 산요 신칸센(山陽新幹線, 오사카와 후쿠오카를 잇는 서일본 여객철도 노선-역주)이 원래 위치보다 90m 앞에 오정차한 사고가 있었다. 원인은 기관사(33세)의 졸음운전이었는데, 차장이 깨울 때까지 몇 분간의 기억이 없었다고 한다. 기관사가 '수면무호흡증후군'(Sleep Apnea Syndrome)이라는 진단을 받으면서 이 질병이 일본 내에서 널리 알려지게 되었다.

수면과 관련된 질병을 총칭해서 '수면장애'라고 부르는데 수면장애의 과반을 점하는, 가장 걸릴 확률이 높은 질병이 바로 '수면무호흡증후군'이다. 사회에 나가 일하는 세대의 14%가 수면무호흡증후군이라는 조사 결과도 있다.

이 질병에 대해 좀 더 자세히 알아보도록 하자.

⊙ 증상 — 자각 증상이 적다

〈그림 4-2〉는 수면무호흡증후군의 다양한 증상을 정리한 것이다.

'코골이', '무호흡' 그리고 '과도한 주간 졸림'(Excessive Daytime Sleepiness, EDS) 등이 특히 많이 나타난다.

깊은 수면을 취할 수 없기 때문에 낮에 강한 졸음을 느끼고 집중력도 떨어진다. 게다가 피로가 회복되지 못해 몸이 점점 무거워지고 자율신경도 정상적으로 작용하지 않는데, 방치하면 몸 전체에 악영향을 미치게 된다.

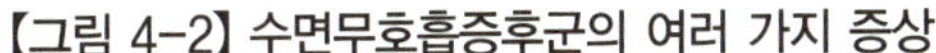

【그림 4-2】 수면무호흡증후군의 여러 가지 증상

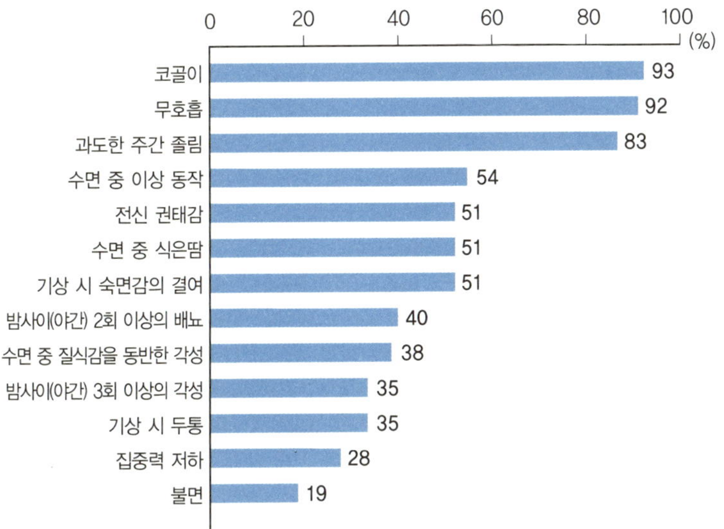

* 사카키바라 히로키(**榊原博樹**)외, 일본임상(**日本臨床**) 58:1575-1585, 2000

신칸센 오작동의 사례도 그렇지만, 운전하는 직업을 가진 사람은 자칫 잘못하면 졸음 때문에 생명이 위험해질 수도 있는 병이 바로 '수면무호흡증후군' 이다.

수면무호흡증후군은 10초 이상 지속되는 무호흡 혹은 산소 결핍을 동반한 저호흡이 수면 중에 시간당 5회 이상 일어나서 수면과 낮 활동에 지장을 주는 것이라고 정의내릴 수 있다.

아이에서 어른까지 모든 사람에게 일어나기 쉬운 질병인데, 다만 졸음 이외의 자각 증상이 별로 없고 무호흡 상태는 자는 동안 일어나므로 발견이 늦어지기 쉽다. 스스로는 알아차리기 어렵기 때문에 대체로 가족이나 친구, 동료가 말해줘서 처음 알게 되는 경우가 다반사다.

자각 증상은 졸음 이외에도 우울감, 짜증, 밤의 빈뇨, 발기불능 등 다양하게 나타난다. 그래서 신경정신과, 호흡기내과, 정형외과, 비뇨기과 등을 찾으며 혼란스러워하는 경우도 적지 않다.

하지만 수면무호흡증후군의 최대 문제점은 바로 합병증이다. 이를테면 수면무호흡증후군을 앓는 사람은 건강한 사람에 비해 고혈압의 위험이 2배 높고, 심장질환의 위험은 3배 그리고 뇌혈관 장애의 위험은 무려 4배에 달한다.

만약 앞에서 말한 증상이 있어서 수면무호흡증후군이 의심된다면 일단 수면과 코골이 검사가 가능한 의료기관을 찾아야 한다. 외래 형태로 진료해 주는 수면 클리닉이나 병원이 가장 적합하다. 이러한 시설에서는 숙박을 통해 수면 상태를 관찰하고 검사한다.

● 원인① 비만

수면무호흡증후군의 가장 큰 원인은 비만이며 이 질환을 앓는 환자 중 약 35%가 비만인 것으로 추측된다.

비만이 되면 공기의 통로인 기도에도 지방이 붙는다. 지방에 의해 기도 내부가 좁아지면서 무호흡이 일어나는 것이다(112쪽에서 설명).

비만 때문에 수면무호흡증후군이 생겼을 경우는 올바른 방법으로 다이어트를 해서 표준체중의 20%를 넘지 않게 감량하기를 권한다. 실제로 다이어트에 성공하면 기도가 확보되어 호흡이 편안해지고 무호흡도 해소될 수 있다.

● 원인② 얼굴형

비만이 수면무호흡증후군의 큰 요인이라면 일본의 경우 비만율이 그리 높지 않으므로 다른 나라보다 환자가 적어야 한다. 하지만 비만자가 많은 미국과 비교해도 수면무호흡증후군 유병률에 그리 큰 차이가 없다는 사실이 밝혀졌다.

수면무호흡증후군의 또 다른 원인은 다름 아닌 얼굴 골격, 즉 생김새에 있었다.

수면무호흡증후군이 특히 잘 발생하는 얼굴형이 있는데, 이른바 작은 얼굴이다. 윤곽이 뚜렷하고 골격 있는 얼굴보다 평면적이고 갸름한 얼굴이 수면무호흡증후군이 잘 일어나는 것이다. 턱이 작거나 아래턱이 후퇴하면 구조적으로 기도가 좁아지기 때문이다.

서양인의 얼굴형은 앞뒤로 입체적인 반면 동양인의 얼굴형은 덜 입체적이고 홀쭉한 편이다. 비만의 정도가 가벼워도 수면무호흡증후군 유병률에 차이가 나지 않는 이유는 바로 이 때문인 듯하다.

수면무호흡증후군 환자의 약 35%가 얼굴형(구조적 인상)이 원인인 경우다. 일본의 경우 같은 일본이라도 홋카이도(北海道)와 오키나와 현(沖縄県), 가고시마 현(鹿兒島県)에는 수면 무호흡 증후군을 앓는 사람이 적다고 한다.

사실은 일본인의 생김새도 크게 두 종류로 나눌 수 있다.

우선 윤곽이 뚜렷하고 골격 있는 얼굴은 '조몬형 얼굴(縄文顔)'이라고 부른다.(縄文顔은 기원전 4세기까지의 일본 토착민.-역주)

한편 턱이 작고 갸름한 얼굴형은 '야요이형 얼굴(弥生顔)'이라고 한다. (야요이인 弥生人은 조몬 시대 이후의 북방계 이주민으로 얼굴이 길고 평평하다. -역주)

수면무호흡증후군 환자가 적은 홋카이도와 오키나와 현, 가고시마 현에는 '조몬형 얼굴'인 사람이 많다. (우리나라는 보통 북방형, 중간형, 남방형으로 얼굴 형태를 분류한다. 남방형은 윤곽이 뚜렷한 입체적인 얼굴이며, 북방형은 윤곽이 매끈한 평면적인 얼굴이다. -역자)

전문가는 얼굴형 분류에 '안면각'(Facial Angle)이라는 수치를 이용한다.

안면각은 턱선, 눈과 귀를 잇는 라인이 교차하는 부분의 각도를 나타내는 수치다. 그 수치를 측정하면 서양인은 평균 90도, 일본인은 평균 86도, 수면 무호흡 증후군을 앓는 사람은 평균 79도로 나온다. 즉, 각도가 작다는 것은 턱이 갸름하다는 뜻이다.

이렇게 전문 의사는 얼굴형만 봐도 수면 무호흡 증후군의 유무를 예측할 수 있다.

● 원인③ 편도 비대

수면무호흡증후군에서 의외의 원인으로 여겨지는 것이 바로 목 질환이다. 편도 비대에 의해 수면 시 기도가 막혀버리는 것이다.

편도에는 목구멍 안쪽 제일 위(코 뒤쪽)에 있는 인두편도(咽頭扁桃)와 목젖의 좌우에 있는 구개편도(口蓋扁桃)가 있다(그림 4-3).

수면무호흡증후군 환자 중 20%가 그 원인이 구개편도 비대 때문이다. 선천적으로 편도 비대인 사람도 있는가 하면 30세 이후에 급성 편도염이 생기면서 편도 비대 상태가 길게 지속되어 수면무호흡증후군을 앓는 사람도 있다. 한편 구개편도가 비대해도 수면무호흡증후군이 나타나지 않는 경우도 있는데, 이때는 구개편도의 뒷부분이 좁지만 기도가 확보된 경우다.

인두편도 비대는 '아데노이드(Adenoid) 비대' 라고도 부른다. 코 호흡이 직접적인 제한을 받으면서 수면무호흡증후군이 발생한다.

【그림 4-3】

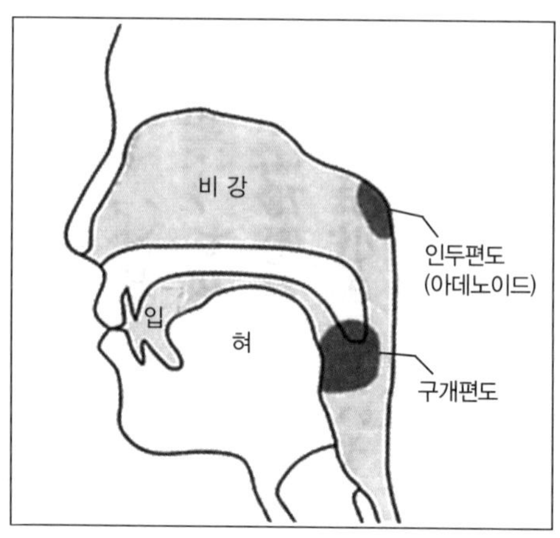

개인차가 있지만 편도 비대가 원인이라면 수술로 편도를 제거함으로써 수면무호흡증후군을 개선할 수 있다. 수술이라는 말에 덜컥 겁먹고 뒷걸음질 치는 사람도 있지만, 원인이 목의 어느 부분에 있는지 알고 물리적으로 제거하는 것이 가능하다면 수술도 하나의 선택 방법이 될 수 있다. 수술의 부담보다도 오랫동안 수면무호흡증후군을 달고 사는 것이 신체에는 훨씬 해롭다.

수술만으로 효과를 충분히 보지 못할 때는 다른 치료를 병행하기도 한다.

수면 중에 마스크를 껴서 코를 통해 기도에 압력을 가하는 지속적 상기도 양압술(Continuous Positive Airway Pressure, CPAP)은 임상에서 많이 실시되는 치료법 중 하나다. 이 방법은 간단하면서도 확실한 효과를 기대할 수 있는 대신 장치를 사용하지 않으면 다시 원래 상태로 돌아오는 단점이 있다. 또 수면 중에 마우스피스(구강내 상기도 확장기)를 입에 넣어 호흡 장애를 개선하는 치료법도 있다.

이렇게 업무 상황, 라이프스타일, 생활환경에 따라 자신에게 꼭 맞는 치료법을 선택할 수 있다.

● 원인④ 기타

그 밖에도 알레르기 등에 의한 코막힘, 알코올에 의한 상기도 근육 이완 등 수면무호흡증후군에는 다양한 원인이 있다. 갑상선 기능 저하, 신경 변성 질환, 우울증과 같은 정신질환에 의해서도 수면무호흡증후군이 일어날 수 있으며, 그 외에도 몇 가지 원인이 겹치면서 증상이 나타나기도 한다.

수면무호흡증후군은 어린이에게도 일어나는 질병이다.

편도가 커도 아무 문제가 발생하지 않으면 수술 등의 치료를 할 필요는 없다. 그러나 호흡이나 수면에 지장이 있다면 수술을 추천한다.

편도 비대가 있으면 코로 숨 쉬지 못해 구강으로 호흡하게 되므로 밤에 수면을 잘 취할 수 없고 이른바 졸린 얼굴이 된다. 이를 전문용어로 '아데노이드형 얼굴'이라고 한다. 또 수면 시 좁은 기도를 통해 호흡하므로 가슴 가운데에 움푹 들어간 오목가슴(Funnel Chest, 누두흉 漏斗胸이라고도 함-역주)이 생기는 등 가슴이 변형되는 경우도 있다.

이런 상태는 성장에도 크게 관여하는 만큼 4~5세 무렵까지의 조기 치료가 중요하다. 성장호르몬은 수면 중에 분비되므로 어린이에게 질 좋은 수면은 무엇보다도 중요한 셈이다. 수술 치료에 따라 체격이 개선되는 사례도 많이 있는 만큼 전문의를 찾아 꼭 진료 받도록 하자. 또 어린이에게서 수면무호흡증후군이 나타나면 숙면을 취하지 못해 학업에도 영향을 미치는 경우가 많다. 그래서 수술 등에 의한 치료가 성적 상승으로 이어지기도 한다. 〈그림 4-4〉는 미국에서 수면무호흡증후군이 의심되는 아동의 편도 수술 전후 학업 성적을 조사한 것인데, 그래프로 보기 쉽게 정리했다.

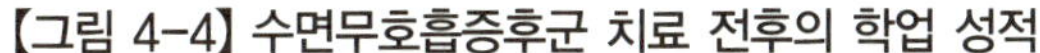

【그림 4-4】 수면무호흡증후군 치료 전후의 학업 성적

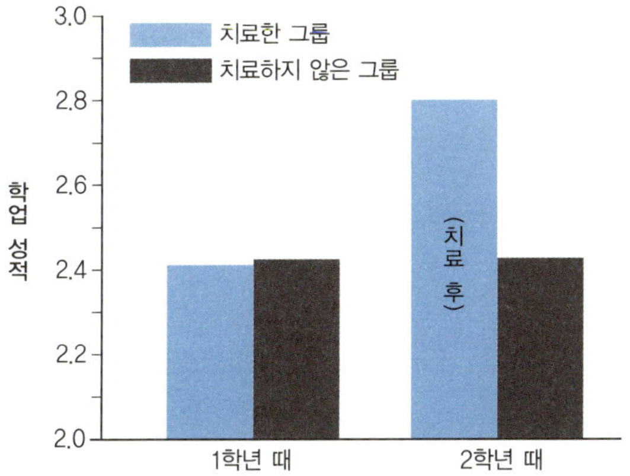

* Gozal, D., Sleep-disordered breathing and school performance in children, Pediatrics, 102: 616-620, 1998

초등학교 1학년 중 성적이 하위권인 297명을 조사한 결과 이 중 54명이 수면무호흡증후군이었음을 확인했다. 이들에게 수술 치료를 권한 결과 54명 중 24명이 수술을 받고 나머지 30명은 받지 않았다. 그래프는 '치료받은 그룹'과 '치료받지 않은 그룹'의 1학년 때 성적과 2학년 때 성적을 비교한 것이다.

'치료받지 않은 그룹'은 1학년 때와 2학년 때 성적에 큰 차이가 없었다. 그런데 '치료받은 그룹'은 2학년 때 성적이 약 2배나 높아졌다.

결과가 이렇게 나온 이유는 수면이 개선되어 푹 잘 수 있게 됨으로써 본래 가진 능력을 충분히 발휘해서라고 짐작된다.

| 수면부족증후군(Insufficient Sleep Syndrome) |

수면호흡장애 전문 클리닉에는 코골이, 무호흡, 과도한 주간 졸림을 호소하며 내원하는 환자가 많다. 그런데 그 환자들이 반드시 앞에서 설명한 수면무호흡증후군 등의 호흡장애를 앓는다고 할 수는 없다. 만성 수면부족 때문에 코골이와 주간 졸음이 같이 발생하는 경우가 많은데, 호흡장애를 의심해 검사해도 수면 1시간당 무호흡과 저호흡이 5회 미만인데다가 기도가 좁아지는 등의 소견도 발견되지 않는 경우가 있다. 이렇게 수면호흡장애가 아니라 만성 수면부족으로 인해 주로 졸음을 호소하는 장애를 '수면부족증후군' 이라고 부른다. 주로 통근 시간이 긴 회사원에게서 많이 찾아볼 수 있다.

원인은 취침 전 텔레비전 시청, 취침 전 음주로 인한 중도각성, 원래부터 불규칙했던 취침시간, 긴 통근 시간 등 매우 다양하다.

이러한 경우에는 수면 메커니즘과 빛이 수면에 미치는 영향 등을 알려주는 동시에 생활 지도를 실시한다. 또 증상 정도에 따라서 수면제 복용을 권할 때도 있는데, 그렇다고 해도 마지막에 가서는 수면제의 도움 없이도 규칙적인 수면이 가능하도록 도와준다.

규칙적인 수면 습관이 몸에 배면 코골이, 주간 졸음 등이 사라지면서 수면부족증후군이 개선될 수 있다.

지금부터 소개하는 사례는 수면 외래 진료를 받은 54세 여성의 이야기다.

그녀는 30세 무렵부터 자신이 코 고는 소리에 놀라 잠에서 깨기 일쑤였고, 다른 가족으로부터도 무호흡 증상이 보인다는 이야기를 전해 들었다. 게다가 낮에 참을 수 없는 졸음이 밀려와 수면무호흡증후군을 의심한 그녀는 병원을 찾아 상담을 받게 되었다. 검사 결과 예상하던 수면무호흡증후군은 아니었지만, 수면 일지에 기록된 수면 시간이 불규칙한 것으로 보아 수면부족이 분명했다.

그녀의 수면 습관에 대해 구체적으로 물었더니 '밤 8시 무렵부터 누워서 텔레비전을 보거나 책을 읽는다', '밤 11시에 아이 마중을 나가기 때문에 졸려도 잘 수 없다', '자고 싶은데 잘 수 없는 경우도 많아서 술을 마시거나 수면제를 복용하기도 하고, 잘 때까지 컴퓨터를 한다' 는 것이었다.

그래서 나는 수면 메커니즘과 빛의 영향을 잘 설명하고 적절한 수면제 복용 지도 등 수면 위생을 중심으로 한 생활 지도를 실시했다. 차광 커튼을 반쯤 열어두어 아침 햇살이 충분히 들어오게 하고 일주일에 2~3회, 오후에 30분 정도 동호회에 나가 운동을 하거나 쇼핑을 하는 등 외출을 유도했다. 또 수면제를 매일 같은 시각에 먹고 자게 했다.

그 결과 그녀는 수면제 없이 밤 12시 무렵에는 잠자는 습관이 배였으며, 낮에 눕지도 않고 코도 골지 않게 되었다. 수면 일지를 확인하니 수면과 각성이 규칙적인 리듬을 형성한 것은 물론 주간 졸음도 사라졌음을 확인할 수 있었다.

졸음을 평가하는 주간 졸음 평가지수(Epworth Sleepiness Scale, ESS)(아래 표 참조) 역시 원래 받은 18점에서 7점까지 감소했다.

⊙ 수면장애 위험군

여러분은 자신의 수면부족 상태를 얼마나 파악하고 있는가? 수면에 관한 질병에 대해 뭔가 짚이는 부분은 없는가?

【그림 4-5】

성명. __________	기입일. 년 월 일

주간 졸음 평가지수(Epworth Sleepiness Scale, ESS)

아래의 상황에 해당하는 경우, 어느 정도 꾸벅꾸벅 한다고(수 초~수 분) 생각합니까? 최근 생활을 떠올려서 대답해주세요.

실제로 이하의 상황에 해당하지 않아도 그 상황이 되면 어떻게 될지 상상해서 대답해주세요. (1~8번 항목에서 ○는 하나만 표시합니다.)

모든 항목에 대답해야 정확한 결과를 낼 수 있습니다.
될 수 있으면 모든 항목에 대답해주세요.

	꾸벅꾸벅 졸 가능성이 거의 없다	꾸벅꾸벅 졸 가능성이 조금 있다	꾸벅꾸벅 졸 가능성이 50% 정도 있다	꾸벅꾸벅 졸 가능성이 높다
1. 앉아서 뭔가를 읽고 있을 때 (신문, 잡지, 책, 서류 등)	0	1	2	3
2. 앉아서 텔레비전을 보고 있을 때	0	1	2	3
3. 회의실, 영화관 등에서 조용히 앉아 있을 때	0	1	2	3
4. 1시간 넘게 자동차에 앉아 있을 때	0	1	2	3
5. 오후 시간, 누워 휴식을 취하고 있을 때	0	1	2	3
6. 앉아서 다른 사람과 대화하고 있을 때	0	1	2	3
7. 점심을 먹은 후(음주 없이), 가만히 앉아 있을 때	0	1	2	3
8. 앉아서 편지나 서류 등을 쓰고 있을 때	0	1	2	3

○ 를 매긴 숫자 합계 [　　　]

〈그림 4-5〉의 질문지는 수면 진료를 받으러 온 환자의 '자각적 졸음'을 확인하기 위해 기입하는 '주간 졸음 평가지수(Epworth Slee piness Scale, ESS)'이다.

ESS는 질문 항목이 8개여서 이해하기 쉬우며, 총합계로 평가하므로 평가하는 쪽의 경험에 좌우되지 않는 이점도 있어서 다른 나라에서도 번역해 사용하는, 졸음에 대한 공통 척도다. 시간이 얼마 걸리지 않으니 한번 해보기 바란다.

판정은 ○를 매긴 숫자의 합계로 이루어진다. 11점 이상이면 수면 부족 증후군 위험군이라고 봐도 좋다. 그리고 16점 이상은 '중증'이므로 수면 클리닉을 찾아 진료받기를 권한다.

다만 ESS는 어디까지나 자각적 수면 상태를 확인하는 방법이다. 앞에서 말한 수면무호흡증후군 등의 경우에도 본인은 졸음의 자각이 없을 때가 많다. 수면무호흡증후군을 앓는 환자 320명을 대상으로 ESS를 실시한 결과 중증환자에서 9.0점(±4.3)으로 그리 높은 점수가 나오지 않는 경우도 있다. 이런 경우, ESS는 졸음 문제를 얼마나 개선했는지 확인하는 방법으로 유용하다.

이 책을 읽고 수면 습관 개선에 들어갔다면 'ESS'로 다시 한 번 확인해보기 바란다.

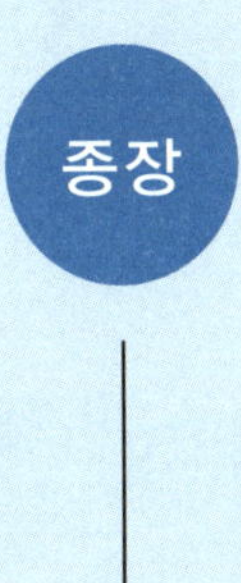

수면과 사회

사회의 발전과 여유로움을 위한 수면학

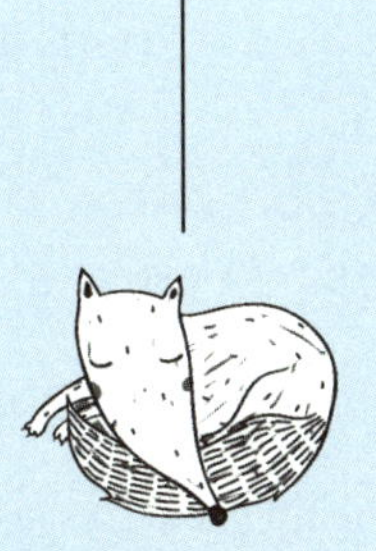

수면과 사회

| 연간 3조 엔이 넘는 일본의 경제 손실 |

불면증과 수면부족에 의한 경제적 손실 연간 약 3조 4,690억 엔.

니혼대학(日本大學) 의학부의 우치야마 마코토(內山眞) 교수가 위와 같은 계산을 발표했다.

어느 제약회사의 전 직원을 대상으로 한 이 조사에 의하면 세 명 중 한 명이 '수면 문제를 겪고 있다'고 한다. 이 사람들은 결근, 지각, 조퇴 빈도가 높았으며 근무 중 졸음 때문에 작업 효율이 40%나 저하되었고, 교통사고를 일으킬 위험이 다른 일반인에 비해 1.4배나 높았다.

이 결과를 일본 내 근로자 5,355만 명에 대입하면 작업 효율 저하에 의한 손실이 약 3조 665억 엔, 결근 등으로 인한 손실이 약 1,616억 엔, 교통사고로 인한 손실이 약 2,413억 엔이 나온다. 총 약 3조 4,690억 엔에 달하는 손실이 발생하는 셈이다.

그 밖에도 수면부족 등의 문제를 오래 방치했다가 결국 건강을 잃어 병에 걸리면 그 사람 개인뿐 아니라 국가 전체에 있어서도 엄청난 손실이다. 수면장애는 심근경색, 뇌경색을 일으키는 원인 중 하나이기도 하며, 수면장애를 예방하면 무려 1조 6,000억 엔의 의료비가 절약된다는 계산도 있다.

| 수면을 줄여가며 발전하는 24시간 사회 |

그러나 현실적으로 현대인의 수면을 둘러싼 상황은 해가 바뀔수록 악화되어갈 뿐이다.

〈그림 5-1〉은 일본인을 대상으로 한 수면 시간의 변화를 조사한 그래프다. 그래프에서 일본인의 수면 시간은 해를 거듭할수록 줄어드는 추세다. 1960년에 8시간 15분이었던 수면 시간이 2005년에는 7시간 22분으로 1시간 넘게 줄어들었다.

한편 〈그림 5-2〉는 밤 10시에 자는 사람의 비율을 나타낸 그래프다.

그래프를 보면 1960년에는 60%가 넘는 사람이 밤 10시에 잠들었

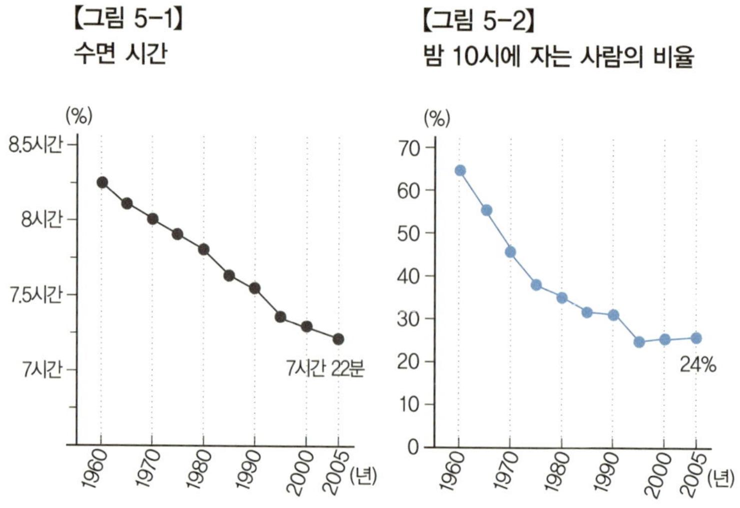

* 2005 NHK 국민생활시간조사(國民生活詩間調査) 중에서

다. 그런데 2005년 조사에서는 밤 10시에 자는 사람이 24%까지 감소했다. 요컨대 밤에 깨어 있는 일본인이 점점 늘어나 수면 시간이 해마다 감소한다는 사실을 알 수 있다.

일본인은 전 세계에서 '근면함'으로 통하는 국민이다.

일본인은 자지 않고 쉬지 않는 것을 미덕으로 여기면서 선진국의 위치까지 올라왔다. 그러나 하루 24시간이라는 한정된 시간 속에서 일본인이 소모해온 것은 적절한 식사, 적절한 수면 등 삶을 영위하는 데 필수불가결한 요소들이었다.

은하계에는 1천억 개가 넘는 무수한 별이 있다고 한다. 그리고 우리의 머릿속에는 은하계의 별보다도 훨씬 많은 1천수백억 개의 뇌 신경 세포가 있다. 더 놀라운 사실은 이 신경세포를 잇는 시냅스(Synapse)의 수가 백조 개는 되는데, 1초에 100m의 속도로 전기가 흐르면서 신호를 전달한다는 것이다. 행성에서 다른 행성으로 신호를 쏘는 것과 비슷한 현상이 우리 머릿속에도 일어나는 셈이다.

이렇게 놀라운 우리 뇌는 5살까지 성인의 80%에 해당하는 무게로 자라며, 20살에 정점을 찍고 그 후 수축을 시작한다. 생후 6개월까지 꿈을 꾸는 '렘수면'에 의해 신호 회로를 늘리는 것으로 예상되는데, 손발을 움직이기 시작하는 것 또한 그 훈련이다. 신생아는 렘수면, 즉 뇌를 형성하는 수면이 중심이다. 그리고 성장하면서 깨어 있는 시간이 늘어날수록 비렘수면도 늘어난다. 피곤한 뇌를 진정시킬 필요가 있기 때문이다. 다시 말해서 수면은 뇌를 자라게 하고 지켜주는 역할을 한다.

수면시간이 일정한 아이와 그렇지 않은 아이에게 삼각형을 그리게 했더니 수면시간이 일정하지 않은 아이는 삼각형을 잘 그릴 수 없었다.

〈그림 5-3〉은 2008년에 시가(滋賀) 현의 초등학교 5학년을 대상

【그림 5-3】 수면시간과 학력

– 수면시간과 국어, 수학의 평균 정답률(%) –

수면시간	10시간 이상	9시간~10시간까지	8시간~9시간까지	7시간~8시간까지	6시간~7시간까지	6시간보다 적은
국어 기초 정답률	56.4	62.8	64.3	62.5	57.6	48.7
수학 기초 정답률	64.6	71.0	72.2	70.0	66.8	55.8

＊ 시가 현의 초등학교 5학년 대상/ 아동·학생 질문지 조사, 2008

으로 수면시간과 각 교과 과목의 평균 통과율(정답으로 간주하는 답을 모두 포함한 평균 정답률)을 정리한 것이다.

국어와 수학 모두 수면 시간이 6시간 미만인 그룹은 다른 그룹에 비해 평균 정답률이 낮았다. 수면 시간이 짧은 아이들은 시험 성적도 낮은 경향이 있는 것이다.

또 야마구치 현(山口県)에서 2006년에 실시한 조사에서는 학력 편차치(학력이 평균에 비해 어느 정도인지 나타내는 수치. 숫자가 높을수록 성적이 높다. –역주)와 지능지수 둘 다 밤 9시 이전에 잔 아이가 가장 높았고, 그보다 늦게 잘수록 결과도 낮아졌다.

수면에는 학습 내용 등의 기억을 정리해서 뇌에 정착시키는 기능이 있다. 성장기 어린이에게 수면은 뇌를 보호하고 회복시켜줄 뿐 아니라 성장시키는 역할도 한다. 또 잠자는 동안 성장호르몬이 분비

【그림 5-4】 수면 각성 리듬의 규칙성과 가정 내 폭력의 빈도

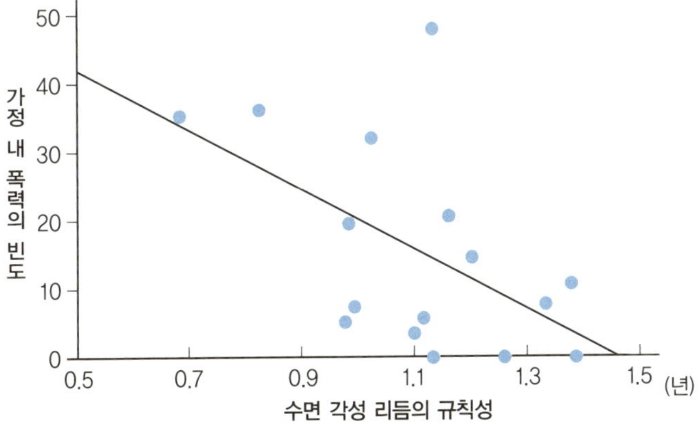

* Fukuda, K. and Hozumi, N., A case of mild school refusal: Reset-activity cycle and filial violence, Psychological Reports, 60: 683-689, 1987

되므로 수면 시간이 줄어들면 그만큼 어린이의 발육에 부정적 영향을 미친다.

말하자면 미래 사회를 짊어질 어린이의 성장에도 수면이 깊이 관여하고 있는 것이다.

| 쉽게 화내는 아이와 수면부족 |

요즈음 성급하고 폭력적인 어린이가 늘고 있다. 수면은 이렇게 우리의 행동에도 영향을 미친다.

〈그림 5-4〉는 가정 내 폭력의 빈도와 수면 각성 리듬의 규칙성에

대해 조사한 결과를 그래프로 나타낸 것이다. 가로축은 수면 각성 리듬의 규칙성을 나타냈는데, 수치가 높을수록 규칙적인 리듬으로 자고 일어난다는 사실을 가리킨다.

그래프를 보면 수면 각성의 규칙성이 높을수록 폭력성이 낮다는 사실을 알 수 있다. 곧잘 화내고 폭력을 휘두르는 등의 행동은 수면 부족과 야행성 생활의 영향이 있다고 짐작할 수 있는 대목이다. 잠이 부족하면 몸과 뇌의 피로가 풀리지 않는다. 그 결과 무기력해지고 감정을 잘 컨트롤 할 수 없다. 이러한 수면부족의 악영향은 어린이의 가정 내 폭력성에서 나아가 사회 전체의 문제라고 할 수 있다.

| 수면으로 건강한 사회 만들기 |

이처럼 수면은 경제 활동에서부터 사회생활 전반, 어린이의 학력까지 사회의 폭넓은 분야에 큰 영향을 미치고 있다. 반대로 말하면 그동안 수면은 경제 발전과 학력 경쟁 사회 속에서 경시되는 경향이 있었지만, 경제와 장차 사회 발전을 생각했을 때는 수면이 중요한 열쇠를 쥐고 있다고 할 수 있다. 수면을 지혜롭게 관리하는 것이 국가와 사회, 경제의 미래를 좌우한다고 해도 과언이 아니다. 수면의 다각적인 연구가 사회를 건강하게 만드는 원천이 되길 간절히 희망한다.

　이 책에서 지금까지 소개한 이야기는 국립대학법인 시가의과대학 ‘수면학 강좌’의 다양한 활동 중 계발활동의 일환으로 기업과 학교 등지에서 펼쳤던 강의 내용의 일부를 이해하기 쉽게 정리한 것이다.

　수면에는 아직 해명되지 않은 전문 영역도 많이 존재한다. 하지만 수면의 대략적인 메커니즘은 이미 밝혀진 상태다. 지금은 우선 한 명이라도 더 많은 사람이 수면의 기초 지식을 익히고 수면의 중요성을 이해하여 일상생활을 더욱 충실하게 보냈으면 하는 마음이다.

　이 책이 그 계기가 된다면 저자로서 더없는 기쁨일 것이다.

끝맺으며 ● ● ●

‘아이는 자면서 큰다’, ‘하룻밤 묵힌다’ 등의 말이 예부터 있었던 것처럼 잠에 다양한 효용이 있다는 사실을 우리는 경험상 잘 알고 있다.

지금 한창 전성기인 일본 프로 골프 선수 이시카와 료(石川遼)는 밤 8시에 잠자리에 들고 새벽 5시에 일어나 훈련하는데, 아무리 바쁜 시기라고 해도 반드시 7시간 이상 수면을 취한다고 한다. 책 본문에서도 다루고 있지만, 이러한 수면 습관이 이시카와 선수를 최고의 골프 선수로 만들었으며, 그가 영어를 빨리 익힐 수 있었던 비결이기도 하다.

수면은 지친 뇌를 쉬게 할 뿐만 아니라 뇌를 ‘만들고’, ‘키우고’, ‘보호하고’, ‘회복시키는’ 등 여러 가지 중요한 역할을 맡고 있다. 즉, 수면은 우리가 더 나은 활동을 할 수 있도록 뇌를 키우고 회복시키기 위해 교묘히 프로그램 된 멋진 생리적 장치다.

대학병원에서 수면 진료를 하다보면 수많은 수면 고민을 안고 있는 환자들의 이야기를 듣게 된다. 한편으로는 “선생님 덕분에 잠을 잘 자게 되었어요!" 하는 기쁨으로 가득 찬 목소리도 듣는다. 24시간 사회가 되어버린 현대 사회는 세 명 중 한 명꼴로 잠과 관련된 문제를 껴안고 있다. 기관사나 비행 중인 조종사가 근무 도중 꾸벅꾸벅 졸거나 항해사의 수면부족으로 거대 유조선이 좌초되어 막대한 환경파괴를 일으키는 등 수면이 충분하지 않아 일어나는 사고도 많이 일어난다.

우리는 왜 잠을 잘까?

2004년 비와 호(琵琶湖 · 일본 시가현에 있는 일본 최대의 호수 − 역주) 근처에 자리 잡은 시가의과대학에서 수면 메커니즘의 해명(수면과학), 수면질환의 치료(수면의학), 수면 관련 사회문제의 해결(수면사회학)을 위한 수면학 강좌가 일본 최초로 개설되었다. 그리고 '잠자는 숲(眠りの森)' 사업을 산학협력으로 추진하고 수면 지도사 육성, 수면 선별 검사(특정 질병이 의심될 때나 검진을 통해 질병 가능성이 있는 사람을 찾아내는 검사 −역주), 일반인을 대상으로 한 계발활동에도 적극적으로 임하고 있다.

나는 수면에 관심 있는 회사원, 일반인 등 폭넓은 독자를 이 책의
대상으로 삼아 수면의 역할과 메커니즘 등 기초 지식을 알리고, 수
면 문제에 적절히 대처하는 데 도움이 되는 정보를 담으려고 노력했
다. 부디 편안한 마음으로 이 책을 읽고 질 좋은 수면을 취할 수 있
는 힌트를 찾기 바란다.

시가 현 오쓰(大津)에서

미야자키 소이치로

참고문헌 ● ● ● ●

■ 기타하마 구니오(北浜邦夫)저,『사람은 왜 꿈을 꿀까(ヒトはなぜ, 夢を見るのか)』, 분게이슌주(文藝春秋), 2000

■ 미이케 데루히사(三池輝久), 야마데라 히로시(山寺博史) 감수,『멜라토닌 연구의 최근 진보(メラトニン硏究の最近の進步), 세이와쇼텐(星和書店), 2004

■ 폴 마틴(Paul Martin) 저, 오쿠하라 유키코(奧原由希子)번역,『인생, 잘 자는 사람이 이긴다(人生寢たもの勝ち)』, 소니매거진스(ソニーマがゾノズ), 2004 (이 책은『달콤한 잠의 유혹』이라는 제목으로 국내 출간됨. -역자)

■ 이노우에 쇼지로(井上昌次郞) 저,『잠을 과학하다(眠りを科學すゐ)』, 아사쿠라쇼텐(朝倉書店), 2006

■ 호리 다다오(堀忠雄) 저,『잠과 꿈의 메커니즘(眠りと夢のメカニズム)』, 소프트뱅크 크리에이티브(ソフトバンククリェイティブ), 2008

■ 호리 다다오(堀忠雄) 저,『수면심리학(睡眠心理学), 기타오지쇼보(北大路書房), 2008

■ 미야자키 소이치로(宮崎総一郞)저,『쾌면가족의 조언(快眠家族のススメ)』, 고세이샤 고세이카쿠(恒星社厚生閣), 2007

■ 이노우에 쇼지로(井上昌次郞) 저,『잠의 비결(眠る秘訣)』, 아사히신문출판(朝日新聞出版), 2009

■ 미야자키 소이치로(宮崎総一郞)저,『자라는 어린이의 수면학(伸びる子どもの睡眠學)』, 고세이샤 고세이카쿠(恒星社厚生閣), 2007